El florecimiento de las neuronas

Cómo desarrollar nuestra inteligencia durante toda la vida

Michela Matteoli

El florecimiento
de las neuronas

Cómo desarrollar nuestra inteligencia
durante toda la vida

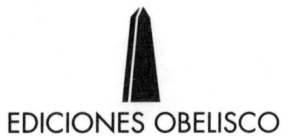

EDICIONES OBELISCO

Si este libro le ha interesado y desea que le mantengamos informado de
nuestras publicaciones, escríbanos indicándonos qué temas son de su interés
(Astrología, Autoayuda, Psicología, Artes Marciales, Naturismo,
Espiritualidad, Tradición…) y gustosamente le complaceremos.

Puede consultar nuestro catálogo en www.edicionesobelisco.com

Colección Salud y Vida natural
EL FLORECIMIENTO DE LAS NEURONAS
Michela Matteoli

1.ª edición: marzo de 2026

Título original: *La fioritura dei neuroni*
Traducción: *Josep Escarré*
Corrección: *M.ª Ángeles Olivera*
Diseño de cubierta: *Enrique Iborra*

© 2024, Sonzogno di Marsilio Editore® s.p.a., Venecia, Italia
(Reservados todos los derechos)
© 2026, Ediciones Obelisco, S. L.
(Reservados los derechos para la presente edición)

Edita: Ediciones Obelisco, S. L.
Collita, 23-25. Pol. Ind. Molí de la Bastida
08191 Rubí - Barcelona - España
Tel. 93 309 85 25 - Fax 93 309 85 23
E-mail: info@edicionesobelisco.com

ISBN: 978-84-1172-362-6
DL B 663-2026

Printed in Spain

Impreso en España en los talleres gráficos de Romanyà/Valls S. A.
Verdaguer, 1 - 08786 Capellades (Barcelona)

A Maurizio, Matteo y Federico,
en riguroso orden de llegada,
que son mi vida.

PRIMERA PARTE

Neuronas que florecen

*Pinto flores
para que no mueran.*
FRIDA KAHLO

1

El cerebro somos nosotros:
por qué queremos seguir siendo jóvenes

A todos nos gusta pensar que el cerebro no tiene por qué empeorar necesariamente con el paso de los años. Queremos creer que nuestra inteligencia, el patrimonio de experiencias, recuerdos, sentimientos y cultura que hemos acumulado a lo largo de nuestra vida, puede conservarse y acompañarnos durante el mayor tiempo posible.

Después de todo, el cerebro somos nosotros. Y no vale la misma consideración para otras partes del cuerpo: nuestros sentimientos y nuestras emociones no tienen nada que ver con el corazón, que, sin embargo, nos mantiene con vida latiendo sin cesar, ni con las piernas, que nos sostienen, o con los pulmones, gracias a los cuales respiramos. Una persona que ha sufrido una fractura dirá que se ha roto un hueso aplicando un mecanismo de alienación somática a la zona afectada. En cambio, es imposible que un deterioro cognitivo o que una enfermedad neurodegenerativa como el alzhéimer se desconecte a los ojos de los demás de la identidad de quienes los padecen, por las conductas que activan y las disfunciones mentales que causan. Aunque aceptamos el envejecimiento, no somos capaces de afrontar la pérdida de nuestra singularidad como individuos.

Creo que éste es el motivo por el cual resulta tan apasionante el filón de estudios, cada vez más abundantes, sobre la neurogénesis en adultos, es decir, sobre el nacimiento de células nerviosas aun cuando el desarrollo del organismo se ha completado. Lo llamaremos «florecimiento neuronal». Imaginémonos el cerebro como un jardín que, regado a conciencia, sustituye con nuevos brotes aquellos que se han secado, añade más hojas a las ramas de sus árboles y ve cómo crecen flores que antes no estaban allí.

No he hecho esta comparación al azar. En este libro intentaré explicar por qué y cómo podemos tener un cerebro que se mantenga en forma hasta la vejez, a pesar de que las neuronas empiecen ya a morir a un ritmo incesante a partir de los treinta años. De entrada, es posible que existan nichos de neurogénesis, es decir, zonas donde nacen nuevas neuronas, incluso a medida que vamos envejeciendo. Descubriremos que no todas las investigaciones están de acuerdo con esta conclusión; es más, algunas de ellas la niegan categóricamente.

Para ser justos, debo añadir que aun cuando demostrásemos la existencia de «brotes» que sustituyen a las neuronas que perdemos, esto no supondría beneficios inmediatos para los individuos, aunque sin duda alimentaría la curiosidad de los científicos, que podrían pensar en desarrollar dentro de algunos lustros terapias para contrarrestar la demencia o los daños provocados por un ictus o una isquemia.

A partir de ahora, en cambio, todos nosotros podemos añadir «hojas» a nuestras «ramas» neuronales a cualquier edad. En teoría, durante toda la vida es posible seguir construyendo puentes entre las células nerviosas: las sinapsis, los enlaces. Son justo estas conexiones las que estructuran nuestra inteligencia y las que nos permiten ver «florecer» ideas y pensamientos, aun cuando ya tengamos el pelo gris y las arrugas sean evidentes.

La historia está llena de ejemplos. Tiziano pintó un autorretrato cuando tenía alrededor de ochenta años y, a pesar de su edad, siguió trabajando a pleno rendimiento durante otros nueve. A los ochenta y siete años, Pablo Picasso vivió una explosión creativa: en pocos meses realizó 347 grabados. Ennio Morricone recibió su segundo Óscar a los ochenta y ocho años, y Rita Levi-Montalcini, fallecida a los ciento tres años de edad, no dejó de hablar nunca en público sobre neurociencia. Esto sirve para afirmar que si se llegara a la conclusión de que la neurogénesis –el florecimiento de las neuronas– no se puede producir en el cerebro adulto, ya sabemos que, sin embargo, sí puede darse un florecimiento de las sinapsis.

Finalmente, del mismo modo que las neuronas trabajan en una estrecha conexión, no debemos olvidar que los cerebros, el nuestro y los de la gente que nos rodea, también están estrechamente conectados. De esta constante comunicación surgen resonancias que pueden cambiar nuestras relaciones con los demás y, por tanto, con el mundo en el que vivimos.

Podemos cultivar una primavera de la mente mediante la relación ética que construimos con nosotros mismos y con los demás.

Nichos de neurogénesis:
¿dónde están las guarderías cerebrales?

Intentaré explicar por qué la idea de la neurogénesis en el adulto es uno de los temas más debatidos en el seno de la comunidad científica. Entre los investigadores que se ocupan de la neurociencia, las preguntas recurrentes son sobre todo cuatro:

1. ¿Es inevitable perder neuronas a medida que se envejece?
2. ¿Es posible sustituir las neuronas perdidas?
3. ¿Es cierto que en el cerebro humano adulto se pueden formar nuevas neuronas?
4. Si realmente florecieran nuevas neuronas en el cerebro adulto, ¿podrían ser útiles para reparar los daños provocados por un trauma o por una enfermedad?

Para afrontar de manera correcta la cuestión, debo echar un vistazo a la historia y retrotraerme a hace poco más de un siglo, cuando aparecieron los primeros estudios sobre la neurogénesis adulta.

Fue el español Santiago Ramón y Cajal, padre de la neurociencia moderna, galardonado con el premio Nobel de Medicina en 1906 junto con el italiano Camillo Golgi, quien planteó por primera vez la idea de que, a medida que envejecemos, la dotación neuronal que recibimos al nacer sólo puede depauperarse: no se puede formar ninguna nueva neurona cuando se ha completado el desarrollo del organismo.

Esta convicción echó raíces en el pensamiento científico y se introdujo, como sucede a veces, en el pensamiento cotidiano. Incluso hoy en día está muy extendida la certeza de que nuestro pequeño tesoro cognitivo se está agotando de manera inexorable y que el cerebro empieza a menguar a partir de los veinte años de edad. Me permito recordar una vez más que aun cuando perdamos células nerviosas, disponemos de las conexiones entre neuronas para reavivar nuestra inteligencia potencialmente de por vida.

Volviendo a la historia, habría que esperar hasta 1965 para imaginar que las cosas podían ser diferentes de como las había visto Ramón y Cajal. Ocurrió cuando el biólogo estadounidense Joseph Altman proporcionó la primera prueba de la presencia de neurogénesis adulta: en los roedores adultos podían nacer nuevas neuronas, en concreto en el hipocampo, que es la estructura responsable de la formación de recuerdos a corto y largo plazo.

Altman tenía una historia personal muy intensa. Nació en Hungría en el seno de una familia judía. Sobrevivió al Holocausto y emigró con su familia, primero, a Alemania y, luego, a Australia, hasta llegar a Estados Unidos. Mientras trabajaba como bibliotecario empezó a leer libros sobre psicología, psicoanálisis y textos sobre la estructura del cerebro humano. En Nueva York se licenció en Psicología y obtuvo un doctorado de investigación en la Universidad de Nueva York. A partir de aquel momento inició su carrera como científico, primero como investigador en la Universidad de Columbia, luego en el Instituto Tecnológico de Massachusetts (MIT) y, por último, en la Universidad Purdue.

Fue durante el período que pasó en el MIT, alrededor de la década de 1960, cuando publicó los primeros estudios que describen la presencia de neuronas recién nacidas en el cerebro adulto de los roedores. Sin embargo, los nuevos resultados, que desmentían las convicciones firmemente arraigadas dentro de la comunidad científica, no se aceptaron de buenas a primeras. Así pues, los datos de Altman fueron ignorados durante mucho tiempo, en concreto hasta la década de 1980, cuando el científico argentino Fernando Nottebohm también confirmó que se podían formar nuevas neuronas en el cerebro adulto.

Nottebohm no hizo este descubrimiento estudiando el cerebro de los mamíferos, sino el de los canarios: comprobó que las neuronas responsables del canto de cortejo se renuevan en cada estación de apareamiento y lo describió con detalle en alrededor de 150 trabajos.

En aquel momento dio comienzo una auténtica cacería de las células madre del cerebro en todos los laboratorios de neurociencia del mundo. Se abrió un abanico de posibilidades.

Hubo que esperar hasta la década de 1990 para que el florecimiento de las neuronas en el cerebro humano adulto empezara a tomarse seriamente en consideración. Y las primeras preguntas que se plantearon fueron dos:

1. ¿Dónde se ocultarían estas células recién nacidas?
2. Si realmente existen, ¿están presentes en todas las zonas del cerebro adulto, incluida la corteza, que es la zona más noble del cerebro?

Al estudiar las ratas y otras especies se comprendió que en el cerebro de los mamíferos hay dos áreas especiales dedicadas a este objetivo: los nichos de la neurogénesis. Estas zonas son una verdadera guardería de neuronas recién nacidas, listas para independizarse y buscarse un futuro migrando a otras regiones del cerebro. Una vez que llegan a su destino, las nuevas neuronas se insertan en la red neuronal preexistente, un injerto que enriquece los circuitos con nuevas ramificaciones.

Los nombres de los dos nichos de neurogénesis parecen complicados, pero las novedades no deben asustarnos; al cerebro le sienta bien aprender nuevos términos:

1. La zona subventricular, el nicho más grande y el más estudiado, se encuentra cerca de los ventrículos, que son cavidades llenas de líquido situadas en la parte profunda de los hemisferios cerebrales, y genera neuronas capaces de migrar al bulbo olfativo, la parte del cerebro que elabora los estímulos del olfato.

2. La zona subgranular del giro dentado se encuentra en el hipocampo y genera neuronas debido a su estructura de pertenencia, implicada en la memoria, el aprendizaje y la navegación espacial.

Además de estas dos regiones del cerebro, existen otras zonas en las que podría haber células madre inactivas: el estriado cerebral, el hipotálamo y una zona cercana al canal central de la médula espinal, la estructura que conecta el cerebro con el resto del organismo. Aquí, y sólo aquí, de por vida, las células madre neuronales dan lugar a células que se integran en los circuitos ya existentes, sustituyendo posiblemente a las células muertas o a las que están a punto de morir.

Pero atención, porque hay tres aspectos importantes a destacar:

1. Estas regiones no representan un típico sistema de células madre, como las que hay en la piel y la sangre. En realidad, los nichos de células madre en el cerebro de los mamíferos sólo producen unos pocos tipos de neuronas y éstas se integran únicamente en circuitos neuronales muy específicos.
2. La actividad de estos nichos parece disminuir poco a poco a lo largo de la vida de los animales, sobre todo en los mamíferos dotados de un cerebro grande, como el mono y, ante todo, el ser humano, con un agotamiento casi total durante la adolescencia. Pero de este punto hablaremos en detalle más adelante.
3. El tercer aspecto es que no parece que existan en el cerebro adulto de los mamíferos otras áreas donde se pue-

dan formar nuevas neuronas: no hay guarderías de células recién nacidas en ninguna otra parte del cerebro. Ningún rastro, sobre todo en la corteza, la capa de sustancia gris que hay sobre los hemisferios cerebrales, responsables de las funciones cognitivas complejas.

Por otra parte, el olfato, el aprendizaje, la memoria y la navegación espacial ejercen como maestros de la evolución: son esenciales para la supervivencia de los animales y tiene sentido que una sustitución de neuronas pueda garantizar su buen funcionamiento durante mucho tiempo. Fuera de la zona subventricular, responsable de la producción de neuronas del bulbo olfativo, y en el área específica del hipocampo, las neuronas forman circuitos intrincados y nunca son sustituidas.

En cierto modo la complejidad tiene su precio. Y habría que objetarle a la naturaleza que, para nosotros, los seres humanos, son vitales los sentimientos, la cultura, la política y todas las actividades cognitivas que también dependen del neocórtex. Parece una injusticia no disfrutar de sustituciones celulares justo en las zonas que nos convierten en *Homo sapiens*. Giacomo Leopardi diría que la naturaleza es una madrastra.

Como explican Chiara La Rosa y Luca Bonfanti, del Instituto NIC0 de Turín,[1] que estudian desde hace años el problema de la neurogénesis, la diferencia en la capacidad de generar nuevas neuronas entre una rata y el ser humano podría estar relacionada con las mayores capacidades para el cálculo, el razonamiento y el lenguaje que se desarrollan en el curso de la evolución. La «complejidad» de los cere-

---

1. NICO son las siglas de Neuroscience Institute Cavalieri Ottolenghi.

bros de grandes dimensiones y especialmente en las zonas más avanzadas de estos, como la corteza, podría ser incompatible con una renovación sustancial de las neuronas: esta regeneración no resultaría sólo biológicamente costosa, sino que de alguna manera entraría en conflicto con la exigencia de «estabilidad» de los circuitos neuronales. Sin embargo, los científicos no se dan por vencidos. El propio equipo de Luca Bonfanti está estudiando otro tipo de neurogénesis adulta que se produce en el parénquima cerebral, es decir, en las partes del tejido nervioso situadas fuera de los nichos de las células madre. Serán necesarios muchos más estudios para obtener una identificación y una caracterización completas de esta neurogénesis no canónica, llamada «parenquimatosa». Si se confirma, podría ser una fuente alternativa de nuevas células que podrían ser manipuladas con fines reparadores.

Quién sabe si la tecnología remediará en un futuro los daños que la evolución ha desatendido. Quizás consigamos activar por iniciativa propia, mediante la medicina regenerativa, esas células especiales que son las células madre a fin de que se multipliquen y se diferencien, recreando las neuronas en las diversas áreas. Éste es el objetivo, y la historia nos dirá si se trata tan sólo de una utopía.

Mientras tanto, manteniendo los pies en el suelo, debemos tratar de demostrar con certeza la existencia en el cerebro humano de los mismos nichos de neurogénesis hallados en ratas y, al menos en parte, en monos.

3

Los superpoderes de las células madre y cómo podemos aprovecharlos

Soy consciente de que escribo sobre nichos de neurogéne-sis y aún no hemos hablado en profundidad de las células madre, de que me he centrado en las guarderías y no en los recién nacidos. El nacimiento de neuronas en el cerebro adulto, como se ha demostrado en estudios realizados con canarios o roedores, es posible a partir de las células ma-dre. Sin embargo, según algunos equipos de científicos, esto no ocurriría en el cerebro humano adulto, porque aún no se han encontrado pruebas convincentes de ello. Más adelante explicaré los detalles de esta larga y polémica historia. Por supuesto, si ése fuera el caso, el cerebro sería el único órgano del cuerpo humano que carecería de cé-lulas madre.

No voy a proceder a enumerar de inmediato las dudas sobre la neurogénesis adulta, porque he prometido dedi-carme a las células madre, pero debo decir que hasta hace veinte años aún persistía la creencia de que el corazón no podía renovarse.

La ciencia tiene la virtud de revertir sus propias hipótesis. He leído con interés el libro del cirujano cardiólogo Giulio Pompilio *Il cuore ha sempre ragione*[2] («El corazón siempre tiene razón»). Pompilio escribe lo siguiente: «Se sostenía con firmeza que, desde el nacimiento, el corazón sólo podía aumentar de tamaño mediante mecanismos que no tenían que ver con la replicación celular y vinculados más bien a la hiperplasia y la hipertrofia, dos fenómenos que inducen al aumento del tamaño de las células ya existentes. Dicho de otro modo: el corazón se hacía más grande desde la infancia hasta la edad adulta porque sus unidades biológicas aumentaban de volumen y no en número».

Gracias a recientes descubrimientos, esta teoría ha sido desmentida. El corazón tiene su propio nido de células madre; tiene una capacidad regenerativa intrínseca, con una rotación que concierne a todos los tipos de células cardíacas. Entonces, ¿el corazón sí y el cerebro no?

Voy a volver a las células madre. ¿Qué son exactamente? Una primera definición sería que se trata de células indiferenciadas que, debidamente estimuladas, se dividen hasta el infinito, produciendo en cada división otra célula madre y una célula que se especializa, sustituyendo a las que mueren.

Así pues, las células madre tienen tres características fundamentales que las hacen únicas:

---

2. Giulio Pompilio es director científico del Centro Cardiológico Monzino de Milán.

1. Son capaces de autorrenovarse.
2. Pueden proliferar.
3. Son capaces de diferenciarse.

Algunos las llaman «células progenitoras» y otros las definen como «células primitivas», nombres que explican que las células madre no tienen el grado de especialización de las unidades biológicas de las diversas partes de nuestro organismo. No son células capaces de realizar las funciones de la vista o del oído. El suyo es un estado de indeterminación, con un potencial que se expresará, gracias a la replicación, en las células hijas diferenciadas.

Existe una jerarquía del potencial. Las células madre totipotentes pueden dar vida a todo el organismo: en los mamíferos, este estatus tan especial concierne sólo a las primeras células que se generan a partir del cigoto, que es el óvulo fecundado por el espermatozoide. Luego, en el embrión se forman las células madre pluripotentes, ya con menos indeterminación, pero aún con capacidad para dar vida a muchos tipos de células del cuerpo.

En los adultos, en cambio, las células madre destinadas a convertirse en partes de órganos y tejidos específicos se clasifican en multipotentes y unipotentes. Por ejemplo, en el hígado hay células madre unipotentes, es decir, que sólo pueden dar lugar a un tipo específico de célula madura, el hepatocito. Entre paréntesis, el hígado tiene una gran capacidad regenerativa, hasta el punto de que la resección hepática es el tratamiento que se aplica en caso de tumores. Después, el hígado se regenera.

Un ejemplo de multipotente es la célula madre hematopoyética, que se encuentra en la médula ósea, es decir, el tejido blando que hay en el interior de los huesos del cuerpo, y es capaz de dar vida a todos los tipos de células sanguíneas, desde los linfocitos B hasta las plaquetas y desde los glóbulos rojos hasta los macrófagos. En un trasplante de médula ósea, una terapia que salva vidas a los pacientes compatibles con el donante y afectados por patologías como la leucemia y el linfoma, deben ser trasplantadas las células madre hematopoyéticas que, una vez transferidas, recorren solas el camino para colonizar la médula ósea del receptor, dando lugar así a las células sanguíneas que se necesitan.

Las células madre permanecen en el llamado estado «quiescente» hasta que son estimuladas para responder. Son nuestras reservas de emergencia, que se ponen en funcionamiento cuando, por diversas razones, las células suministradas a un parte del cuerpo ya no pueden dividirse, lo que da lugar a copias de sí mismas. Si me lastimo un pie, destruyo miles de células; sin embargo, aparecerán las células madre para reemplazarlas.

Voy a revivir mis recuerdos escolares de biología con una pequeña digresión sobre la replicación celular. Nuestras células ya especializadas se dividen mediante el proceso de mitosis, que permite la duplicación exacta del ADN, con dos células hijas idénticas a la célula madre. El mecanismo cambia cuando una célula madre debe convertirse en una célula especializada. Por razones obvias, no puede hacer una simple copia de sí misma.

En un momento determinado, cuando es necesario, en comunicaciones bioquímicas específicas, una célula madre abandona su microambiente, su guardería, y una vez fuera recibe señales moleculares del entorno que la empujan a diferenciarse y a adaptarse al tejido en el que se encuentra. Entonces, en la célula empieza a expresarse una secuencia de ADN que hasta ese momento había guardado silencio. De hecho, lo que se produce es una división asimétrica, con dos células hijas listas para diferentes destinos. Una seguirá siendo célula madre y permanecerá en el estado de quiescencia, como reserva; la otra, denominada «célula progenitora», dará lugar a células hijas algo diferentes a ella, especializadas y dedicadas a una función precisa. De este modo, el cuerpo se asegura nuevos reemplazos y al mismo tiempo mantiene abastecido el almacén.

Estos almacenes cambian según las zonas del cuerpo. En algunas áreas hay minas de células madre; en otras, en cambio, sólo tenemos nichos, como en el corazón y quizás en el cerebro. Lo fascinante es que poseemos unidades de base virtualmente inmortales: las células madre adultas pueden perpetuarse a lo largo de la vida del individuo.

El potencial terapéutico es enorme. En un futuro podríamos pensar en aplicar la medicina regenerativa a nuestros cuerpos y nos daríamos cuenta de hasta qué punto es imposible para los mamíferos, mientras que es algo normal para seres vivos como las salamandras o los peces, en los que se regeneran las partes amputadas. Quizás dejará de ser ciencia ficción pensar en curar un cerebro dañado por un ictus o ralentizar patologías neurodegenerativas gracias a las células madre. Esta posibilidad es tan convincente que ha impulsado el estudio de las células madre en el cerebro durante muchísimos años, y a pesar de las disputas aún vigentes, es probable que siga siendo así por muchos años.

No somos lagartos a quienes les vuelve a crecer la cola, es cierto, pero la naturaleza ha planeado algo parecido para nosotros. Todo organismo complejo se forma siempre a partir de una única célula, y el nuestro también tienen su origen en el cigoto. Luego, una persona adulta continúa regenerándose, produciendo millones de células nuevas cada segundo (¡cada segundo!) que se utilizan en su mayoría para sustituir a las unidades de la sangre y la piel.

¿Podemos imitar estos mecanismos? Si demostrásemos que las células madre también existen en el cerebro de los seres humanos, la investigación podría dar un gran paso adelante. Pensemos en la ventaja de poder tener tantas neuronas recién nacidas en nuestros nichos de neurogénesis, poder instruirlas y educarlas y favorecer así su salida para colonizar otras zonas del cerebro, puede que zonas dañadas por un trauma o una enfermedad. ¡Qué maravilla! Sin embargo, hay límites, y ahora mismo son al menos cuatro:

1. No se ha demostrado más allá de toda duda razonable la presencia de células madre en el cerebro humano.
2. Las enfermedades neurodegenerativas o los ictus se producen sobre todo a una edad avanzada, cuando en general se reduce la capacidad de autorrenovación.
3. Deberíamos hacer experimentos sin cesar para saber cómo «convencer» a una célula madre humana para que se transforme en neurona sin causar riesgos para el paciente.
4. La posibilidad de explotar las células madre cerebrales con fines reparadores ya se ha probado en roedores, pero no dio los resultados esperados.

Dicho esto, no hay que dejarse llevar por el pesimismo. La ciencia avanza y siempre se puede pensar en encontrar soluciones más innovadoras para estimular a las neuronas recién nacidas y reclutarlas en las zonas dañadas.

4

Los rompecabezas científicos y la lección de Platón

¿Por qué los estudios científicos no han demostrado aún la existencia de nichos de neurogénesis endógenos en el hombre de forma inequívoca? ¿Por qué esta dificultad? Nos centraremos en algunos datos que han surgido en los últimos años.

En 2018, la prestigiosa revista *Cell Stem Cell* publicó un importante estudio realizado por investigadores de la Universidad de Columbia que ha renovado las esperanzas de la comunidad científica. Sus autores examinaron las autopsias de 28 cerebros humanos de entre 14 y 79 años y descubrieron que, en los sujetos ancianos sanos, sin deterioro cognitivo ni enfermedades neuropsiquiátricas, el cerebro conservaba la neurogénesis. Sí, había células madre, miles de células nerviosas aún por madurar.

«Las personas de más edad tienen la misma capacidad que los jóvenes para producir miles de neuronas nuevas en el hipocampo a partir de células progenitoras», dijo con orgullo la psiquiatra Maura Boldrini, principal responsable de la investigación.

El trabajo afirmaba que los individuos de más edad tienen un número menor de estas células madre. También predijo que la vascularización del cerebro anciano podría suponer una supervivencia más baja y una menor capacidad de las nuevas neuronas para integrarse en los circuitos de neuronas ya existentes y formar sinapsis funcionales. A pesar de las posibles limitaciones, este resultado fue recibido con gran entusiasmo por la comunidad científica.

Al año siguiente, en Madrid, un equipo del Centro de Biología Molecular Severo Ochoa confirmó la presencia de nuevas neuronas en el hipocampo humano.[3] Utilizando muestras de cerebro obtenidas en condiciones estrictamente controladas (y éste es un aspecto importante sobre el que volveremos más adelante), los investigadores identificaron miles de neuronas recién nacidas en la región hipocampal de personas neurológicamente sanas. ¡Algunas de ellas eran nonagenarias! Por el contrario, los nichos de células madre se habían reducido de manera drástica en los sujetos afectados por la enfermedad de Alzheimer.

Hay que tener en cuenta que, en esencia, estos hallazgos nos dicen tres cosas fundamentales:

1. Existen células madre neurales en el cerebro humano adulto e incluso en el de personas muy mayores.

---

3. El trabajo del equipo español del Centro de Biología Molecular Severo Ochoa (Moreno-Jiménez *et al.*) se publicó en la revista *Nature Medicine* (2019).

2. Una neurogénesis defectuosa podría ser un mecanismo relevante para el alzhéimer.
3. Si así fuera, se podrían encontrar métodos para estimular farmacológicamente la acción de las células madre.

Los estudios que acabo de comentar podrían cambiar nuestra forma de pensar en cuanto a las soluciones para las enfermedades propias del envejecimiento. Sin embargo, hay un pero.

Por desgracia, de forma casi simultánea, otros investigadores llegaron a una conclusión por completo opuesta al demostrar que la neurogénesis en el hipocampo humano existe, sí, pero sólo en niños, y luego se reduce bruscamente hasta alcanzar niveles casi indetectables en la edad adulta.[4]

¿Por qué estas diferencias en los resultados? A menudo, cuando en el campo de la ciencia se dan tales discrepancias, se debe a que los investigadores utilizan técnicas diferentes para estudiar un mismo fenómeno. Evidentemente, los que usan procedimientos más avanzados y sofisticados tienen mayores posibilidades de acercarse más a la verdad. Pero la cuestión de la neurogénesis adulta es compleja. En realidad, incluso equipos que utilizan las mismas técnicas de investigación llegan a conclusiones divergentes.

Voy a poner un ejemplo a partir de un trabajo de 2022 publicado en la prestigiosa revista *Nature*. Los investigadores utilizaron un enfoque en extremo innovador para

---

4. Dos estudios que no encontraron nichos de neurogénesis en el cerebro adulto se publicaron en 2018 en *Nature* (Sorrells *et al.*) y en Cerebral Cortex (Arellano *et al.*).

secuenciar moléculas del ARN mensajero (el filamento que copia las órdenes de ADN), aislándolas directamente de los núcleos y utilizando métodos de análisis basados en la inteligencia artificial. Este estudio, de muy alta precisión, demostró que el nacimiento de nuevas neuronas se mantiene en el hipocampo humano adulto y confirmó la reducción de este proceso en los sujetos aquejados de la enfermedad de Alzheimer.

Al mismo tiempo, otro equipo, utilizando la misma tecnología sofisticada, afirmó en *Neuron* que la neurogénesis adulta está presente en ratones, cerdos y macacos, pero no en el ser humano.

Cuando en ciencia se dan estas situaciones, representan auténticos rompecabezas. Si todos los investigadores están de acuerdo en la existencia de la neurogénesis adulta en regiones del cerebro de las aves y los mamíferos, ¿cómo es posible que no se llegue a saber si en el cerebro humano adulto se produce o no el nacimiento de nuevas neuronas?

Está surgiendo una posible respuesta: estas discrepancias podrían deberse a diferencias en la manipulación de los tejidos antes de los análisis experimentales. Un hecho práctico.

Algunos investigadores canadienses de la Universidad de Calgary aportaron una denominada «prueba de principio» para demostrar que éste podría ser el problema. Aunque ahora todo el mundo está de acuerdo en que en los ratones adultos y los ancianos existen nichos de neuronas recién nacidas, los investigadores de Calgary constataron que, si el intervalo de tiempo para la preparación del tejido antes de realizar los análisis era demasiado largo, no se detectaba la presencia de nuevas neuronas. Dicho de otro modo, una mala preparación del tejido durante los experimentos impide detectar la presencia de neuronas en las crías. Los investigadores hipotetizaron que esto también podría suceder en los análisis con seres humanos.

El tejido cerebral humano *post mortem* es difícil de obtener, y su tiempo de preparación es necesariamente más largo. En los adultos, y más aún en los ancianos, es más fácil perder de vista los nichos de la neurogénesis si el tejido no se ha preparado bien.

¡Eureka!, aquí lo tenemos: ésta podría ser la razón de las discrepancias antes referidas, el motivo por el que algunos estudios encuentran células madre y otros sostienen que no hay ni rastro de ellas.

No sabemos si esta explicación supone realmente la piedra angular del problema, pero está claro que es una hipótesis que los científicos podrán verificar de forma experimental.

Así es como avanza la ciencia, poco a poco. Se trabaja durante años y no se entiende nada, pero aun así se continúa sin descanso hasta que se nos ocurre una idea, a nosotros o a otro en la gran familia de los científicos, una pequeña pieza que permite ordenar otras piezas del rompecabezas.

Un epígrafe en la entrada de la Facultad de Medicina de Yale, donde hice mi posdoctorado, afirma (en griego antiguo): «λαμπάδια ἔχοντες διαδώσουσιν αλλήλοις». La frase, tomada del diálogo *La República*, de Platón, significa: «Los que llevan antorchas se las pasan unos a otros». Así es la ciencia: nos iluminamos mutuamente.

Por consiguiente, al iluminar nuestro rompecabezas de la neurogénesis humana en el adulto, uno de los siguientes objetivos será el de mejorar de un modo significativo la calidad de la conservación de los tejidos. Quizás éste sea el paso que pueda permitir que el problema se resuelva de una vez por todas.

5

El trasplante de células primitivas para reparar los daños cerebrales

¿Y si no hubiera nichos de neurogénesis activos en el cerebro adulto? ¿Y si, a pesar de todo, no consiguiéramos demostrar que somos capaces de producir nuevas neuronas durante toda la vida? ¿Y si las hubiera pero no fuéramos capaces de extraerlas?

Pasko Rakic, un científico de la Universidad de Yale que ha estudiado durante años el proceso de neurogénesis en el cerebro, ha dicho algo que nos tranquiliza: aun cuando la promesa de curar los trastornos neurológicos y neuropsiquiátricos mediante la neurogénesis adulta es una posibilidad extremadamente fascinante, éste no es el único proceso en el que debemos depositar nuestras esperanzas de conservar y reparar la función del cerebro.

Disponemos de otras cartas que jugar en el florecimiento de las neuronas. Querría mencionar un trabajo aparecido en 2023 en *Nature Medicine*, importantísimo y reciente, que supone un hito en la posibilidad de curar la esclerosis múltiple progresiva, la enfermedad en la que las defensas inmunitarias atacan al sistema nervioso central. Se trata de una investigación italiana, el primer estudio clínico del mundo con células madre neuronales, y también arroja luz sobre un posible camino a seguir con respecto a otras patologías. Tras muchos años de inversión y estudio, hemos obtenido finalmente las primeras pruebas clínicas que apoyan la posibilidad de curar enfermedades cerebrales mediante el trasplante de células madre externas.

Me adentro en la metodología porque da una idea de las posibilidades que nos ofrece la investigación científica. El trabajo, firmado por el neurocientífico Gianvito Martino y su equipo del Hospital San Raffaele de Milán, se inició en 2017, cuando por primera vez en la historia un paciente recibió un trasplante de células madre neuronales. El mismo procedimiento se adoptó con otros pacientes con esclerosis múltiple progresiva, en total una docena, de edades comprendidas entre los 18 y los 55 años.

Este experimento en humanos se realizó después de que los trasplantes de células madre en modelos animales habían demostrado su eficacia (promoviendo la neuroprotección y la restauración de la mielina que recubre el axón, la principal extensión de la neurona). Pues bien, los resultados han probado la seguridad y tolerabilidad del tratamiento y una reducción de la atrofia cerebral en aquellos pacientes que habían sido tratados con un mayor número de células madre neuronales. La reducción de la pérdida de tejido cerebral se evaluó mediante un control con resonancias magnéticas durante los dos años posteriores al trasplante, según explicó Angela Genchi, investigadora del laboratorio de neuroinmunología y principal responsable de este estudio científico.

Puede que nos planteemos una cuestión: de dónde se obtuvieron las células madre utilizadas en el experimento, ya que por el momento no sabemos dónde encontrarlas dentro del cerebro humano. Una pregunta legítima. Las células utilizadas para el trasplante eran de origen fetal (extraídas de fetos tras un aborto voluntario y donadas también por otros hospitales); son células madre multipotentes, es decir, en una etapa de mayor especialización que las pluripotentes embrionarias, y son capaces de generar los tres principales tipos de células que constituyen el cerebro adulto: neuronas, astrocitos y oligodendrocitos. Los pacientes las recibieron en cantidades diferentes con una única punción lumbar.

¿Y cómo se trasladan las células desde la parte inferior de la espalda hasta la cabeza? En modelos animales se ha demostrado que, una vez trasplantadas, las células progenitoras neuronales son capaces de encontrar el camino por sí mismas y llegar hasta las lesiones cerebrales o medulares, que son las zonas afectadas por la esclerosis múltiple, precisamente porque son atraídas por el daño. Esto también ocurrió con los voluntarios del experimento.

Los neurocientíficos milaneses esperaban una transformación de estas células madre en células nerviosas. En realidad, las neuronas del cerebro de los pacientes volvieron a florecer (perdón por insistir en la metáfora) por otras vías. De hecho, una vez allí, las células madre neuronales no se especializan, no se convierten en neuronas, pero activan mecanismos de protección y reparación, liberando sustancias que modulan la acción del sistema inmunitario que ayudan a la regeneración.

Martino afirmó lo siguiente en una entrevista: «Esperábamos que, una vez hubieran alcanzado la lesión, estas células se transformarían en células nerviosas, sustituyendo a las células dañadas, que es un poco el dogma de las células madre; sin embargo, nos dimos cuenta de que éstas no se diferenciaban en absoluto, o si lo hacían era en un porcentaje muy bajo, y permanecían intactas. Eran células madre y producían sustancias neuroprotectoras. El paradigma ha cambiado».

Como explico en las clases que imparto en la Humanitas University de Milán, existe una rama científica, la metabolómica, centrada en el estudio de los metabolitos, es decir, de las moléculas producidas por reacciones celulares. Las células madre producen metabolitos muy valiosos, los factores de crecimiento o proteínas capaces de estimular la proliferación celular y de favorecer la reparación de lesiones.

En cualquier caso, alguien se habrá fijado en la palabra «fetales» y se preguntará sobre la necesidad de utilizar precisamente ese tipo de células madre. Debo precisar que en los últimos años se han hecho intentos en modelos animales con las células madre multipotentes de la médula ósea, a las que me referí en páginas anteriores; sin embargo, por desgracia, han demostrado que son ineficaces en formas progresivas de esclerosis múltiple. Por este motivo, los investigadores del San Raffaele pensaron en usar células madre obtenidas del cerebro fetal, y, de hecho, estas células han surtido sus beneficiosos efectos en formas progresivas de esclerosis múltiple, para las cuales no existe un tratamiento eficaz.

El próximo desafío será entender si se pueden lograr resultados similares, tal vez modificando y mejorando algún procedimiento, incluso con las células madre multipotentes de la médula ósea, que presentan menos problemas de tipo ético.

No obstante, hay otra carta que podríamos jugar: las células madre pluripotentes inducidas. Sé que algunos lectores se alarmarán: ¿qué son estas nuevas células? Aseguro que es interesante conocerlas.

Las células madre pluripotentes inducidas (iPSCs) fueron desarrolladas en un laboratorio en 2006 por Shinya Yamanaka, quien, junto con su colega británico John B. Gurdon, fue galardonado con el premio Nobel en 2012 por su hallazgo. Estos científicos demostraron algo por completo inesperado: las células de la piel adulta se pueden reconvertir en células madre pluripotentes inducidas, añadiendo de manera artificial cuatro genes. Este «truco» se puede aplicar a varios tipos de células especializadas, que asumen un estado similar al embrionario, haciendo retroceder las manecillas del reloj interno hasta alcanzar el estado de células madre análogas a las embrionarias. Así es como, teóricamente, pueden ser trasplantadas para reparar daños cerebrales y medulares.

6

Organoides creados en el laboratorio para estudiar mejor las patologías

Los estudios que utilizan células pluripotentes inducidas son muchos y se refieren a numerosas patologías. Entre otras, tienen la ventaja de que se puede prever un trasplante externo, alogénico, de un donante, evitando el uso de células madre de un paciente de edad avanzada, cuyas capacidades regenerativas podrían ser escasas. Además, después de su infusión, como se ha visto en los experimentos sobre insuficiencia cardíaca, no parece necesaria la terapia antirrechazo, ya que esas células especiales son inmuno-privilegiadas, es decir, son poco reconocidas por el sistema inmunológico, que no hace saltar las alarmas.

Sin embargo, estas células también tienen otro gran potencial, porque nos pueden permitir crear modelos de neuronas enfermas en el laboratorio. Imaginémonos que podemos extraer células de la piel o de la sangre de pacientes con esclerosis múltiple (o con otras enfermedades) y, modificando su ADN como nos ha enseñado a hacerlo Yamanaka, transformarlas en neuronas enfermas que serán exactamente iguales a las del paciente del cual provienen.

Estas células pueden ser cultivadas en un laboratorio y empleadas para estudiar los mecanismos de la enfermedad o para probar fármacos. Y todo esto directamente en las células del paciente, como si de algún modo tuviéramos acceso a las neuronas de su cerebro.

Recordemos que en los últimos años se ha encontrado una manera de hacer esto posible, que estas células aisladas y diferenciadas se organicen en estructuras tridimensionales de 3-4 milímetros. Se llaman «organoides cerebrales» y condensan con mayor precisión la arquitectura de los tejidos del cerebro humano respecto a los cultivos en dos dimensiones.

Siempre me encanta cuando mi colega Simona Lodato, que dirige un laboratorio de organoides en Humanitas, me muestra esos maravillosos cerebritos. Y resulta fascinante pensar que toda la comunidad científica está trabajando para obtener organoides cada vez más completos y similares al cerebro humano (por ejemplo, integrándolos con otros tipos de células). De esta manera, es posible conseguir para cada paciente un modelo cerebral específico y se pueden estudiar en el laboratorio las disfunciones relacionadas con su caso concreto. Es una forma de medicina personalizada y precisa, un enfoque revolucionario de la investigación y la terapia. Personalmente, espero alcanzar objetivos muy estimulantes.

En lo que se refiere al uso de células madre, pensemos en los tratamientos extraordinarios que ya existen y que conciernen al trasplante de médula ósea, la reconstrucción de la córnea o a la cura de quemaduras. Recientemente ha salido en las noticias el caso del paciente que se encuentra en remisión del virus VIH después de haber recibido un trasplante de un donante de células madre sanguíneas para tratar la leucemia mieloide aguda. El trasplante se realizó en 2015[5] y el hombre, un berlinés sexagenario, ya no tiene rastro del virus que causa el sida a pesar de que no toma ningún medicamento antiviral desde 2018.

En este ámbito hay al menos cuatro objetivos en los cuales confío:

1. El desarrollo de metodologías apropiadas que permitan llegar a descubrir, sin duda alguna, nichos de neurogénesis en el cerebro humano para poder pasar luego al estudio de su posible reactivación.
2. La reproducción en serie, a nivel industrial, de células madre pluripotentes que eludan nuestras defensas y puedan reparar el daño donde sea necesario.
3. La identificación y la síntesis farmacéutica de los metabolitos de las células neuronales primitivas para ser utilizados como fármacos para intentar estimular la reparación de los daños cerebrales.
4. Alcanzar otras metas maravillosas en el ámbito de la medicina de precisión mediante el uso de células pluripotentes inducidas derivadas del paciente y transformadas en neuronas o incluso en organoides con características similares a las del cerebro humano.

---

5. El trasplante se realizó en la Charité-Universitätsmedizin de Berlín.

Marie Curie afirmó lo siguiente: «Soy de las que piensan que la ciencia posee una gran belleza. En su laboratorio, un estudioso no es sólo un técnico, sino también un niño frente a fenómenos naturales que le impresionan como un cuento de hadas».

7

Sueños, con los ojos cerrados y con los ojos abiertos, que predicen el futuro

Los escépticos, una categoría universal que va más allá del mundo de los filósofos y los académicos, no compartirían mi entusiasmo por el potencial de las células madre, que están siendo estudiadas desde hace muchos años y no siempre han dado los resultados esperados.

Y en cierto sentido tienen razón. La ciencia es medible por definición, avanza mediante pruebas, a través de datos, y en lo que respecta a la neurogénesis adulta, no existen las certezas. Sin embargo, la ciencia progresa guiada por el entusiasmo y no sólo por los números, atravesando los siglos impulsada por las emociones. Richard Feynman, premio Nobel de Física en 1965, recordó en uno de sus extraordinarios discursos que los científicos deben tener imaginación: «Es un tipo de imaginación especial, diferente a la del artista. Lo difícil es tratar de imaginar algo que jamás se le ha ocurrido a nadie, que esté de acuerdo en cada detalle con lo que ya se sabe, pero que sea diferente».

Toda investigación contiene una aspiración y toda hipótesis es un sueño. Por eso voy a referirme a una investigación muy reciente y asombrosa según la cual parece que los sueños serían capaces de anticipar el futuro. Nuestro cerebro es en realidad una máquina increíble con un potencial inimaginable, casi de ciencia ficción.

Durante el sueño, la actividad cerebral se documenta mediante un electroencefalograma. Comprobamos que mientras que en una persona despierta las ondas parecen un mar encrespado, el sueño profundo se asocia a un encefalograma sincronizado con ondas cada vez más profundas. Luego, las ondas lentas se atenúan y recuperan un ritmo cerebral más parecido al que tenemos cuando estamos despiertos: es la fase REM del sueño, con movimientos oculares rápidos, la fase en la que tenemos los sueños más complejos, vemos imágenes en movimiento y nos reconocemos a nosotros mismos, pero fuera del espacio y el tiempo.

Un día, Francesca Romana Centini, una estudiante de medicina que asistía a mis clases en la Humanitas University y una verdadera apasionada de las neurociencias, me habló de un relato breve del escritor estadounidense H. P. Lovecraft. Se titula *Al otro lado de la barrera del sueño*, y empieza así: «Me he preguntado a menudo si la mayoría de la gente se para alguna vez a pensar en el significado de los sueños, que en ocasiones es extraordinario y, sin embargo, pertenece a un mundo de oscuridad y misterio. Y aunque la mayor parte de nuestras visiones nocturnas quizás no sean más que tenues y fantásticos reflejos de nuestras experiencias de vigilia –diga lo que diga Freud con su simbolismo pueril–, hay otras cuyo carácter etéreo y ultra-terreno no admiten interpretaciones ordinarias, y cuyos inquietantes efectos, vagamente excitantes, parecen abrir un resquicio en una esfera de la existencia mental no menos importante que la vida física, pero separada de ésta por una barrera infranqueable».

Los sueños siempre han cautivado al hombre. Y si, según Freud, el reino del inconsciente es capaz de penetrar en nuestro sueño, mostrándonos lo que intentamos pero no podemos aceptar, muchos siglos atrás, en la Grecia antigua, los sueños tenían un significado distinto.

Los griegos creían que los sueños eran mensajes enviados por los dioses, un don para ofrecer al hombre la posibilidad de comprender lo que iba a ocurrir. Eran la vía principal para acceder al futuro. «En casa, veinte gansos salidos del agua se me comen el grano, y yo me alegro de verlos; pero un águila enorme de pico curvado desciende de la montaña y les rompe el cuello a todos, los mata –le dice Penélope al mendigo, sin saber que está hablando con su esposo, Ulises–. Pero en el sueño lloro y sollozo [...], gimo y me lamento porque el águila ha matado a mis gansos. De pronto, regresa y, apoyándose en el tejado que sobresale, me dice, hablando con voz humana: "Hija de Ícaro glorioso, ten valor. Esto no es un sueño, sino una visión real que se cumplirá. Los gansos son tus pretendientes y yo, que una vez fui un águila, soy ahora tu esposo, que ha regresado y dará una muerte terrible a todos los procos"».

Este pasaje de *La Odisea* de Homero es uno de los sueños premonitorios más famosos de la literatura griega: el marido de Penélope regresará y matará a los pretendientes, los procos.

Pero ¿qué son los sueños? Los sueños no son más que el resultado de la actividad de nuestro cerebro, sobre todo de la corteza cerebral. Las señales eléctricas que se generan continuamente y se propagan de una neurona a otra sin cesar, incluso cuando dormimos, crean imágenes transitorias que percibimos como pensamientos conscientes.

Estamos convencidos, y con razón, de que estas visiones contienen fragmentos de episodios, recuerdos y emociones que hemos vivido o experimentado a lo largo del día. Algunos creen que quieren decirnos algo, como afirmaba Freud, algo que no somos capaces de admitir mientras estamos despiertos. Un científico nunca podría teorizar sobre sueños premonitorios. Entonces, ¿cómo es posible que en un estudio publicado en la revista *Nature* se diga que nuestros sueños pueden decirnos qué vamos a hacer el día siguiente?

El sueño permanece envuelto en un aura de misterio. Sabemos que es fundamental para nuestra vida, y lo es sobre todo para la memoria y el aprendizaje, porque contribuye a que las nuevas experiencias cristalicen en recuerdos estables. Lo sabemos también por experiencia, porque comprobamos que nuestras facultades para recordar son mayores después de una siesta con respecto a un período de vigilia o incluso de privación del sueño.

Hace un par de décadas, los científicos demostraron que los pequeños animales de laboratorio a los que se les había permitido explorar un nuevo entorno justo antes de dormir reproducían durante el sueño, mediante la activación de sus neuronas, las trayectorias recorridas durante la exploración. Así pues, es del todo cierto que en el sueño surgen fragmentos de las experiencias de nuestro día.

Sin embargo, unos investigadores estadounidenses de la Universidad Rice y de la Universidad de Míchigan han ido más lejos y han demostrado que puede que los griegos tuvieran parte de razón.

Su trabajo ha dejado claro que durante el sueño algunas neuronas no sólo reproducen el pasado reciente, sino que también anticipan la experiencia futura. Lo han demostrado manteniendo a algunos roedores de laboratorio en un laberinto donde podían moverse, orientarse y buscar alimento. Luego, a los animales se les puso a dormir y se grabó su actividad cerebral. Empleando un nuevo enfoque estadístico basado en un algoritmo de aprendizaje automático, los investigadores pudieron establecer en qué posición soñaba con encontrarse el animal. Así, demostraron que durante el sueño los roedores no sólo soñaban con los lugares que ya habían visitado en el laberinto, sino que su cerebro también estaba trabajando en nuevos potenciales recorridos nunca realizados con anterioridad. De hecho, una vez introducidos de nuevo en el laberinto después de haber dormido, los animales exploraron su entorno según lo que habían soñado. Dicho de otro modo, las actividades cerebrales registradas durante el sueño predecían nuevas formas en las que el animal exploraba el ambiente que lo rodeaba.

No se trata de magia, por supuesto, sino de una relación entre sueños e intenciones, ¡la demostración de que el sueño representa una especie de ensayo general de futuras vivencias!

Si ampliamos el concepto, podemos llegar fácilmente a la conclusión de que incluso soñar despierto, que tener la esperanza de conseguir un objetivo, puede ayudarnos a alcanzarlo.

En general, no recordamos nuestra fase onírica. En cuanto nos despertamos, los sueños, incluso los más vívidos, se desvanecen poco a poco y ya no los recordamos.

Durante muchos años nos hemos preguntado por qué nos pasamos gran parte de nuestra vida, unos seis años, teniendo sueños de los que apenas recordamos nada. Sin embargo, aun cuando las visiones nocturnas no entran en nuestra conciencia, tienen un papel fundamental en la sedimentación de nuestros recuerdos y nos ayudan a desarrollar estrategias que, a partir de lo que hemos experimentado a lo largo de la jornada, nos permiten afrontar el día siguiente de la mejor manera posible.

Mientras dormimos, nuestro cerebro explora caminos que nunca hemos tomado antes, desarrolla posibles soluciones, busca vías alternativas y está dispuesto a darnos posibles respuestas al despertar. Elabora cualquier tipo de escenario sin prejuicios, como sería deseable que hiciéramos todos cuando estamos despiertos.

SEGUNDA PARTE

Regar las conexiones

*Cuando el jardín de la memoria empieza a marchitarse,
se cuidan las plantas y las rosas que quedan
incluso con mayor cariño. Para evitar que se sequen,
las riego y las acaricio desde la mañana hasta la noche:
recuerdo, recuerdo para no olvidar.*

ORHAN PAMUK, *El libro negro*

8

Un pequeño tesoro contra la demencia: la reserva cognitiva

Aun cuando se llegara a demostrar que nosotros, los seres humanos, no estamos dotados, cuando somos adultos y ancianos, con la capacidad de la neurogénesis, de una cosa estamos seguros: el cerebro tiene un modo propio para llenarse de hojas, para reverdecer, y me refiero a las sinapsis, las conexiones entre las neuronas.

Mi campo de estudio son precisamente las sinapsis, un término que fue introducido en 1897 por el galardonado con el premio Nobel de Medicina Charles Scott Sherrington para referirse al punto de continuidad y discontinuidad entre dos células nerviosas. La palabra proviene del verbo griego *synápto* y significa «unir».

En el hospital universitario Humanitas no estudio sólo cómo se forman y funcionan las sinapsis, sino también cómo pueden ser el objetivo de la acción del sistema inmunológico.

Las sinapsis son mi pasión, el centro de mando, el corazón palpitante de la inteligencia.

Pueden reforzarse continuamente entre sí o sumarse, en principio por tiempo indefinido, según nuestro aprendizaje y nuestras experiencias, como una planta que pone hojas y pétalos en sus ramas. Permiten que las neuronas trabajen juntas y que nosotros ampliemos ideas y sentimientos.

Somos *Homo sapiens* porque tenemos un neocórtex cerebral que otros mamíferos no poseen y que nos hace muy racionales, muy emotivos y muy creativos. No obstante, esta complejidad cognitiva, lo recalco, no proviene sólo de la cantidad de células cerebrales.

Es cierto que el número de neuronas es exorbitante, alrededor de 100 000 millones, y, sin embargo, lo es aún más el de las conexiones entre ellas. ¿Sabéis cuántas sinapsis hay? Cada neurona recibe y forma decenas de miles de ellas, hasta llegar a un número total de 10 elevado a 13 o a 15, es decir, entre 10 000 millones y 1 billón.

Desde el nacimiento empezamos a acumular nuestra reserva cognitiva, un patrimonio de conocimiento que se construye gradualmente y se vuelve más consistente si estudiamos, leemos, practicamos un idioma extranjero o si enriquecemos con experiencias y relaciones nuestro día a día.

Así es como nuestras neuronas se entrelazan y nos hacen más hábiles y rápidos para realizar acciones, para interactuar con el entorno circundante o para tomar decisiones.

Los datos respaldan la llamada «hipótesis de la reserva cognitiva de la función mental». Según esta teoría, compartida ahora por la comunidad científica, las tareas mentalmente exigentes ayudan a mantener y construir las conexiones entre las células cerebrales.

Y más adelante en la vida, estas conexiones ayudarán a compensar el daño cerebral causado por el alzhéimer, la demencia o simplemente la vejez, contribuyendo de esta manera a conservar durante más tiempo la capacidad de pensar.

Debemos regar la memoria para que no se marchite.

Mantener las neuronas en forma previene el deterioro cognitivo. De hecho, no sólo las neuronas, como descubriremos más adelante.

También tenemos otros 100 000 millones de células cerebrales que, aunque durante mucho tiempo han pasado desapercibidas, están siendo ahora objeto de estudio: las células gliales.

9

Cómo proteger las sinapsis, estructuras clave del cerebro

A continuación, proporcionaré una descripción más técnica para visualizar la maraña de nuestras cabezas, como si estuviéramos haciendo un *zoom* con la cámara. Cada neurona se compone de un cuerpo celular y de dos tipos de ramificaciones:

1. El cuerpo celular contiene el núcleo con el ADN.
2. Las dendritas son fibras ramificadas, como manitas abiertas.
3. El axón es un cable largo y fino.

El axón y las dendritas se conectan mediante las sinapsis. Así pues, cada sinapsis se forma por la asociación entre una porción de la neurona que transmite información (normalmente el axón) y una porción de la neurona que lo recibe (por lo general la dendrita), como un puente tendido entre dos células nerviosas.

Pero ¿cómo se transmite la información? En las neuronas sólo fluyen las señales eléctricas. Incluso entre una neurona y otra, la transmisión de la señal puede realizarse mediante señales eléctricas: en este caso se habla de sinapsis eléctricas.

Sin embargo, en el cerebro de los vertebrados (animales con espina dorsal) hay sobre todo sinapsis químicas, más eficaces, que convierten la señal eléctrica procedente de la neurona, que transmite en una señal química que luego se convierte de nuevo en una señal eléctrica en la neurona receptora. La señal química la emiten las moléculas llamadas neurotransmisores.

Algunos neurotransmisores son famosos y ahora forman parte del léxico cotidiano, como la serotonina, la protagonista de la regulación del estado de ánimo, o la dopamina, implicada en el sistema de recompensa.

La de las neuronas es una capacidad especial para transformar señales químicas en señales eléctricas y viceversa. Funciona del siguiente modo:

- En la parte terminal de la neurona transmisora, los neurotransmisores se almacenan en el interior de vesículas.
- En cuanto llega el impulso eléctrico, las vesículas vierten su contenido en el espacio sináptico, que separa las dos neuronas.
- Aquí, los neurotransmisores se unen a los receptores o canales iónicos de la neurona receptora, lo que desencadena una señal eléctrica excitadora o inhibitoria. En

este sentido, las sinapsis son como semáforos que pueden dejar pasar o interrumpir el impulso eléctrico.

- Algunas células gliales, llamadas «astrocitos» por su forma de estrella, eliminan los neurotransmisores innecesarios, evitando la sobreestimulación excesiva de las neuronas y regulando, por tanto, la comunicación neuronal.

Las neuronas están conectadas mediante estructuras denominadas redes, como la red de los pescadores hecha de cuerdas y nudos, o como la red de Internet que conecta los ordenadores.

En las redes neuronales, las conexiones son de alta intensidad y capaces de obtener, en una décima de segundo, un volumen de información que es al menos 50 000 veces mayor que la conservada en la Biblioteca Británica de Londres.

Todo lo que aprendemos es como un libro que pasa a formar parte de nuestra mente, y nosotros estamos listos para echar mano de él en cuanto se presenta la ocasión. No me refiero al hecho de que almacenemos en nuestra mente todas las nociones que aprendemos a lo largo de nuestra la vida. Sabemos que muchas de las lecciones aprendidas en los pupitres de las escuelas no se recuerdan en su totalidad. Lo que realmente importa es que cada noción, aun cuando acabemos por olvidarla, nos cambia el cerebro y nos hace constantemente diferentes, en un proceso de permanente evolución.

Nuestro cerebro continúa siendo moldeado por la experiencia y el aprendizaje si lo mantenemos en forma, incluso durante toda la vida.

La mayoría de las cosas que aprendemos implican la creación y el fortalecimiento de las sinapsis (pero también el aumento de la sustancia blanca, a la que me referiré más adelante). Así pues, las sinapsis representan un componente fundamental del aprendizaje y la memoria, que son la base de nuestras funciones superiores.

Laboratorios de todo el mundo están estudiando las sinapsis: comprender los mecanismos de su funcionamiento ayuda a entender no sólo cómo funciona el cerebro, sino también por qué en ciertos casos puede enfermar. Sabemos, por ejemplo, que algunas enfermedades cerebrales, como la esquizofrenia, coinciden con alteraciones específicas de las sinapsis. Y también que las enfermedades neurodegenerativas impiden su formación e incluso causan su destrucción, como ocurre con el alzhéimer. Esto se debe a que la sinapsis es la estructura clave de nuestro cerebro, y si se ve afectada por un daño, padeceremos inevitablemente una enfermedad o una disfunción cerebral.

Esto no nos sorprende. En un cerebro que funcione bien, los nuevos conocimientos y los nuevos recuerdos modifican el número y la cantidad y calidad de las sinapsis, en un doble juego que se traduce en una sola palabra, plasticidad. Se dice que el cerebro es plástico porque puede cambiarse a sí mismo, porque tiene la capacidad de modificar sinapsis y circuitos, es decir, su propia estructura, cuando aprende y se apropia de la experiencia de las cosas.

Estos procesos funcionan durante toda la vida, no sólo cuando somos jóvenes y nuestro cerebro es un jardín lleno de neuronas y sinapsis, sino también en las etapas finales de nuestra existencia, cuando el jardín está un poco más desnudo y los árboles son algo más escasos, aunque cada uno de ellos aún es capaz de producir nuevos brotes y hacerlos florecer.

Cuando estudiamos, leemos un libro, escuchamos música o desarrollamos una estrategia, suceden tres cosas en nuestro cerebro:

1. Se forman nuevas sinapsis.
2. Las sinapsis existentes se vuelven más fuertes, es decir, transmiten la señal con mayor eficacia.
3. La velocidad de transmisión de los impulsos eléctricos se modifica.

La sinapsis, por tanto, no es sólo un interruptor que permite o impide el paso de la señal eléctrica de una neurona a otra, en la modalidad encendido-apagado, *on-off*. Me gusta pensar en la sinapsis como en un regulador de intensidad que puede funcionar a baja o a alta potencia. Depende de nosotros, estudiando, aprendiendo y alimentando constantemente nuestra curiosidad, mantener encendidas, con el brillo adecuado, las conexiones de nuestro cerebro. En los siguientes capítulos veremos cómo.

10

La memoria explícita:
el fresco de nuestras vidas

Empezaré a hablar de la memoria, el fresco de nuestras vidas, la representación (no exacta) de la familia que nos ha criado, del país en el que hemos nacido, de las relaciones sociales, de la cultura que nos hemos construido, de las habilidades que hemos aprendido, desde el esquí hasta la escultura.

En términos científicos, la memoria es el proceso cognitivo que permite la codificación, la fijación y la recuperación de información. Se puede comparar con un enorme almacén en cuyo interior el individuo guarda los datos relacionados con su pasado. Es la reserva a la que recurrimos para responder a las necesidades que surgen a lo largo de toda nuestra existencia.

Este tipo de memoria se denomina memoria explícita o declarativa y está vinculada a la experiencia personal: almacena situaciones y acontecimientos inherentes a la vida de cada uno de nosotros, permitiéndonos recordar nombres de cosas, personas y lugares. Se diferencia de la memoria implícita o procesal, que es la que nos permite conducir, montar en bicicleta, nadar, y hacerlo de manera automática, recuperando inconscientemente de nuestro cerebro lo que hemos aprendido con anterioridad sobre dicha actividad.

Es sobre todo la memoria explícita la que nos representa como individuos. En su libro *Un gesto puede cambiar el mundo*, Nelson Mandela afirma que «la memoria es el tejido de la identidad».

No es una casualidad que perder la capacidad de recordar, como ocurre con la demencia, sea uno de los miedos más grandes de cualquier ser humano. Perder parte de lo que somos parece una condición incompatible con la vida misma.

Desde un punto de vista fisiológico, lo que llamamos «recuerdo» es el resultado de cuatro procesos:

1. El proceso de codificación, que centra la atención sobre nueva información.
2. El proceso de consolidación, que modifica los datos para hacerlos más estables.
3. El proceso de conservación, que se refiere a la modalidad con que se conserva la memoria a largo plazo.
4. El proceso de recuperación, con el que se evoca mentalmente un recuerdo.

Puede que nos venga a la mente la comparación con un ordenador, pero como tendré ocasión de explicar en las páginas siguientes, la inteligencia natural posee al menos un ingrediente del que, por el momento, carece la inteligencia artificial: las emociones.

En 1949, el psicólogo Donald Hebb propuso una teoría para explicar cómo aprenden las células cerebrales: cuando dos neuronas o grupos de neuronas se activan juntos, enviando impulsos simultáneamente, se fortalecen las conexiones que las ponen en contacto, las sinapsis. Si se repite la activación, se conservará en el tiempo el recuerdo de ese acontecimiento. Tenemos que imaginarnos una conversación en el interior del cerebro, con neuronas hablando a diferentes volúmenes. Alguien grita para que la señal eléctrica viaje a gran velocidad y se repita en sus axones; y hay quien susurra para que la señal fluya de forma más silenciosa. Cuando algunas neuronas cantan juntas en un coro, sus sinapsis se hacen más fuertes. Como si los tenores de un conjunto no se limitaran a alzar la voz al mismo tiempo, sino que lo hicieran cogidos de la mano.

Como dice mi amiga Eliana Liotta, que dirige la colección de libros *Ciencias para la vida*, la activación de un ensemble neuronal puede parecerse al fresco sonoro de hermandad que se escucha al final de la *Novena Sinfonía* de Beethoven, cuando los instrumentos de cuerda, metal y viento y las voces, todos juntos, entonan los versos de Friedrich Schiller: «¡Abrazaos, multitudes!». Desde 1972, el *Himno a la Alegría* también es el himno de Europa y sería deseable que los países de la Unión Europea imitaran a las neuronas de nuestro cerebro, fortaleciendo sus vínculos.

11

Los increíbles estudios sobre el caracol marino

Muchos equipos de investigación de todo el mundo han contribuido a demostrar la tesis sobre la conexión de Hebb, según la cual, como ya he dicho, la activación simultánea de dos células nerviosas produce un fortalecimiento de las conexiones sinápticas, y para dicho propósito se ha recurrido a un invertebrado, un caracol marino con grandes cualidades.

Se trata del molusco *Aplysia californica*, muy preciado por los neurocientíficos por el gran tamaño de sus neuronas, que tienen una actividad eléctrica parecida a la nuestra.

Fue precisamente analizando este gasterópodo, a partir de la década de 1960, cuando el neurólogo de origen austríaco Eric Kandel descubrió cómo se lleva a cabo el proceso de aprendizaje mediante el fortalecimiento de las sinapsis. No debe sorprendernos que fuera galardonado con el premio Nobel de Medicina en el año 2000.

En los circuitos simples del caracol marino parece evidente que el aumento de la fuerza sináptica está relacionado con la memorización.

En los experimentos se observa que el molusco, al tocarlo, adopta un comportamiento de defensa: retrae las branquias, a través de las cuales respira, y el sifón, un pequeño canal por el que expulsa el agua marina.

Así pues, las neuronas sensoriales, que perciben el estímulo externo, inducen una respuesta de las neuronas motoras, a las que están conectadas mediante las sinapsis.

Si se presenta el mismo estímulo de manera repetida y no se demuestra que sea peligroso (por ejemplo, porque se trata de salpicaduras de agua), el reflejo de retraer las branquias y el sifón pierde de forma gradual la respuesta inicial: se debilita el vínculo sináptico, se liberan cada vez menos neurotransmisores y la información transmitida por las neuronas sensoriales a las neuronas motoras se vuelve cada vez menos consistente, hasta que ya no se evoca el reflejo defensivo. Las sinapsis funcionan como un regulador de luz situado en la baja intensidad luminosa. El caracol ha aprendido a no tener miedo a las salpicaduras del mar.

Sin embargo, cuando *Aplysia* es sometido a breves descargas eléctricas, reacciona con vehemencia, contrayéndose durante varios segundos.

Si el estímulo nocivo se repite, el reflejo se convertirá en «sensibilización». Dicho de otro modo, tras unas cuantas veces, el caracol no sólo seguirá respondiendo, sino que lo hará con ímpetu incluso ante un estímulo más ligero. Esto se debe a que, en una situación de peligro potencial, las sinapsis, frente a un fenómeno de plasticidad, han empezado a fortalecerse, respondiendo en esta ocasión como un regulador de luz en posición de máxima potencia.

Lo interesante es que *Aplysia* recordará todo esto. Si los procesos de habituación o de sensibilización se repiten varias veces, la respuesta reducida o potenciada puede durar días o semanas. Se ha creado una memoria a largo plazo.

En los mamíferos, obviamente, la situación es más compleja. No basta con fortalecer las sinapsis entre dos neuronas para generar un recuerdo.

12

Los archivos de los recuerdos
y el papel del sueño

El cerebro del ser humano tiene diferentes áreas involucradas en la formación de los recuerdos. Los acontecimientos, los hechos y la información general se archivan gracias a la intervención principal de tres partes del cerebro:

1. El hipocampo, implicado en la formación de los recuerdos explícitos, en la transformación de la memoria a corto plazo en memoria a largo plazo y en la orientación espacial.
2. El neocórtex, que controla el pensamiento y el razonamiento.
3. La amígdala, una pequeña estructura con forma de almendra situada en el área más interna del cerebro y considerada el centro de las emociones.

Haciendo un paralelismo con un ordenador, es como si el hipocampo fuera la memoria del PC y el neocórtex la *cloud*, la nube de almacenamiento externa, *online*. Para la amígdala, en cambio, no hay comparación posible. La inteligencia artificial no tiene cuerpo ni emociones, a menos que en el futuro se implante un microchip en un cerebro sano para establecer una comunicación bidireccional entre nosotros y la máquina, pero ésta es otra historia que explicaré en la tercera parte.

El hipocampo, como ya he dicho, es el lugar donde se forman los recuerdos episódicos, es decir, la memoria de los acontecimientos de nuestra vida. En esta pequeña estructura de la región interna del lóbulo temporal, llamada así por su forma de caballito de mar, arqueada, se encuentra una parte de nuestra autobiografía, aunque no toda.

¿Cómo sabemos que el hipocampo juega precisamente este papel? Se lo debemos a una historia dramática. En 1953, a un paciente llamado Henry Molaison le extirparon los lóbulos temporales y gran parte del hipocampo en el curso de una intervención quirúrgica experimental para curar sus gravísimos ataques epilépticos. La pequeña parte de hipocampo que conservó se atrofió.

Molaison sobrevivió y pasó otros cincuenta y cinco años con una buena salud física, pero, por desgracia, después de la operación, los recuerdos que conseguía generar sólo duraban unos pocos minutos. Ya no era capaz de memorizar nueva información de forma permanente.

Este hombre se convirtió en un involuntario héroe de la ciencia. Su desafortunado caso explicó mucho a los investigadores sobre cómo funcionaba nuestra memoria. Se entendió que el hipocampo desempeñaba un papel fundamental, aunque no era el único archivo. De hecho, Molaison conservaba algunos recuerdos de acontecimientos que habían tenido lugar en un pasado lejano. ¿Y dónde eran custodiados, teniendo en cuenta que le habían extirpado el hipocampo? Este caso clínico demostró que existía otro sitio donde almacenar recuerdos a largo plazo.

Lo que ahora sabemos es que, con el tiempo, la información de los recuerdos archivados temporalmente en el hipocampo se puede transferir al neocórtex, donde permanece disponible de por vida para proporcionar un patrimonio de conocimientos generales.

Los investigadores creen que esta transferencia desde el hipocampo al neocórtex tiene lugar mientras dormimos.

Durante el sueño, nuestros recuerdos pueden plantarse en esa tierra fértil que es el neocórtex, llamado el «cerebro pensante», la capa superficial del cerebro y la estructura que en los seres humanos está más desarrollada que en cualquier otro mamífero. Nuestra nube.

Mientras dormimos, seleccionamos los recuerdos. A simple vista, conservamos lo que el cerebro considera importante, mientras que el resto lo borramos. Por otro lado, si todo se imprimiera en la memoria sin ningún tipo de selección, se dispararía el consumo de energía y ya no seríamos capaces de pensar. Paradójicamente, recordar también forma parte del arte de olvidar. Al igual que la mente, el cerebro también se defiende de la inflación de información.

Este fascinante proceso, que es una parte integrante de la vida que vivimos, tiene una base bioquímica. Mientras estamos despiertos, la fuerza sináptica puede aumentar o disminuir, es decir, puede cambiar la intensidad del volumen en el diálogo entre neuronas, con la consecuencia de que las conexiones se fortalezcan o se debiliten. En cambio, durante el sueño, cuando cesan las interferencias externas, las neuronas sufren una reducción de escala, en el sentido de que todas las conexiones de una red neural pierden intensidad en idéntico porcentaje. Mientras que las conexiones débiles desaparecen, las fuertes aún siguen siendo bastante luminosas. Durante el reconocimiento nocturno, el cerebro las encuentra y las interpreta como una señal de que se trata de recuerdos que deben ser archivados.

Pero ¿qué determina que algunas conexiones en el interior de las redes neuronales sean más fuertes? Cuando nos quedamos dormidos, el cerebro clasifica los elementos recogidos durante las horas previas y lo hace de forma metódica, como dijo Robert Stickgold,[6] profesor de psiquiatría en la Facultad de Medicina Harvard de Boston.

Entre la información recibida a lo largo de un día, a menudo se recoge la que tiene un zumbido emocional, es decir, la que ha precedido, acompañado o seguido a una emoción. La alegría, la tristeza, la ira, la sorpresa o el miedo que hemos sentido durante una experiencia son como los *tags* en un *post* de Instagram o Facebook: representan etiquetas útiles para hacer un reconocimiento entre los episodios e ideas que nos han impactado. La etiqueta emocional es la indicación de que un acontecimiento real o mental ha sido importante para nosotros y de que debe-

---

6. Robert Stickgold es autor, junto con Antonio Zadra, del recentísimo éxito de ventas estadounidense *Cuando sueña el cerebro* (Pasado y Presente, Barcelona 2023).

mos memorizarlo, guardarlo en nuestro archivo y vincularlo a otros recuerdos.

Hablamos de la amígdala y de su contribución fundamental al proceso de memorización: las emociones fortalecen las sinapsis y nos permiten conservar los recuerdos.

Todos sabemos muy bien que los recuerdos emocionales fuertes son difíciles de olvidar. Estoy segura de que casi todos los lectores que sean lo bastante adultos recuerdan a la perfección dónde se encontraban cuando se enteraron del hundimiento de las Torres Gemelas el 11 de septiembre 2001. Es la prueba fehaciente, en nuestra vida cotidiana, de que una emoción fuerte graba profundamente una información en nuestra mente. Cuanto más se estimula la amígdala por un impacto emocional, más rastro dejan las experiencias, tanto las positivas como las negativas.

Lo mismo puede decirse de los olores y lugares de la infancia. En su novela *Al este del Edén*, John Steinbeck describe así el valle de Salinas, una garganta larga y estrecha entre dos cadenas montañosas del norte de California: «Recuerdo los nombres que de niño ponía a las plantas y a las flores misteriosas. Recuerdo dónde se puede encontrar un sapo y a qué hora se despiertan los pájaros en verano, y cómo olían los árboles y las estaciones, el aspecto de la gente, cómo caminaba y su olor».

Sigamos emocionándonos. No perdamos las ganas de maravillarnos. El papel de las emociones en el aprendizaje es crucial, y siempre subrayo que también lo es en la didáctica escolar. Si un docente es capaz de provocar estupor cuando plantea nuevos temas, involucrando directamente a los alumnos, habrá muchas posibilidades de que la información se conserve a largo plazo en el cerebro de los estudiantes.

Así funcionamos, es nuestra fisiología. Sólo la intersección de las experiencias recogidas en la memoria a corto plazo, las emociones y el sueño determinarán la «estabilidad» de un recuerdo, la eficacia con la que se conservará en nuestras cápsulas del tiempo.

13

No sólo materia gris: la importancia de la sustancia blanca

A pesar de que me ocupo del tema desde hace muchos años, me sigue pareciendo extraordinario el hecho de que aprender un concepto nuevo cambie físicamente nuestro cerebro. Y lo modifica con mucha más rapidez de lo que cabría esperar. Los investigadores lo comprobaron mediante resonancias magnéticas. A largo plazo, se aprecian diferencias en la estructura cerebral en individuos con capacidades específicas altamente desarrolladas, como los músicos, que tienen regiones de la corteza auditiva más gruesas, o los taxistas londinenses, quienes, acostumbrados a orientarse porque se conocen las calles de memoria, muestran un hipocampo más desarrollado.

Sin embargo, no hay que pasarse la vida ensayando al piano para que ocurra algo en la mente. El neurocientífico Bogdan Draganski, que trabaja en la Universidad de Lausana, en Suiza, ha observado a los alumnos de medicina antes y después de haber estudiado para un examen, es decir, durante un breve espacio de tiempo, y detectó un incremento de la materia gris. El aumento de volumen se debía a la aparición de sinapsis y es probable que a la formación de nuevas neuronas, algo que hasta los treinta años es normal.

Recientemente se ha comprobado que los cambios inducidos del aprendizaje no se producen sólo en el ámbito de la materia gris, ya que muchos otros tienen lugar en la sustancia blanca.

Para comprender qué se entiende por sustancia blanca pensemos en una sección transversal del encéfalo humano como en una coliflor verde. En la parte externa, con las puntas verdosas, está la materia gris (que en realidad es de color azul claro con matices rosados y amarillentos). Aquí se encuentran los cuerpos de las neuronas, es decir, las porciones de neuronas que contienen el núcleo con el ADN. La materia gris del encéfalo es la corteza cerebral, la capa externa de unos pocos milímetros de espesor encargada de las funciones cognitivas nobles, como la percepción, el pensamiento, la memoria y el lenguaje, así como del control muscular. Esta zona es tan importante que en español a menudo usamos «cerebro» y «materia gris» como sinónimos.

Debajo de los extremos de la coliflor se encuentra el tallo; es la sustancia blanca, formada por las colas de las neuronas, es decir, los axones o fibras nerviosas por donde pasan los estímulos eléctricos. Estos miles de millones de larguísimos filamentos son indispensables para la actividad cerebral, como las calles en las ciudades o los cables de comunicación subterráneos que conectan los ordenadores. Tienen un aspecto blanquecino porque están recubiertos por un revestimiento graso, la mielina.

La vaina de mielina actúa como aislante eléctrico y aumenta la velocidad de transmisión de la señal eléctrica a través de los axones. Se ha calculado que las fibras mielinizadas conducen la señal a una velocidad de aproximadamente 100 metros por segundo, mientras que los axones no mielinizados la transportan a casi un metro por segundo, (una diferencia entre 50 y 100 veces mayor).

Hay que tener en cuenta que la mielina surgió de repente en los vertebrados hace 500 millones de años. Su aparición ha significado un gran aumento en la velocidad de transmisión de información nerviosa y ha supuesto un punto de inflexión en la impresionante evolución de las capacidades cognitivas de los primates o en la agilidad de los perros o los delfines con respecto a invertebrados como los gusanos o los moluscos.

Durante mucho tiempo, los neurocientíficos se han interesado sobre todo por la materia gris, y la han considerado la única protagonista del aprendizaje mediante la formación y el fortalecimiento de las conexiones sinápticas entre los cuerpos de las neuronas, y descuidaron los haces de cables de la sustancia blanca. Pero como saben los ingenieros, el cableado es fundamental para el rendimiento de cualquier sistema de comunicación. Mi viaje será genial no sólo si me subo a un tren eficiente (los cuerpos de las neuronas y las sinapsis), sino también si la red ferroviaria (axones) funciona bien y el ferrocarril no se queda atascado en la vía entre dos estaciones.

Cuando la vaina de mielina está dañada, como en la esclerosis múltiple, los impulsos no pueden viajar y todo el circuito neuronal falla, lo que provoca, por ejemplo, problemas para mover una pierna.

En los últimos años, por lo tanto, hemos comprendido que los cables de nuestro cerebro también son importantes. Una especie de verificación proviene del descubrimiento de que el aprendizaje no sólo aumenta la materia gris, sino también la sustancia blanca. Diferencias en el volumen del tallo de nuestra coliflor imaginaria son visibles en personas con una alta capacidad para la lectura o la aritmética. Esto significa que el hecho de aprender y estudiar, además de fortalecer las conexiones sinápticas entre neuronas, influye en la producción de nueva mielina, que optimiza la transmisión de los impulsos eléctricos y, por consiguiente, del flujo a través de los circuitos neuronales. Los datos circulan a mayor velocidad, como si el hardware del cerebro fuera más potente.

Los estudios con ancianos han demostrado que la mielina empieza a degradarse con el envejecimiento, pero que adquirir nuevas habilidades mejora la integridad de la sustancia blanca, retardando la pérdida de mielina.

Fue el neurocientífico estadounidense R. Douglas Fields quien, a principios de la década de 1990, en su laboratorio del National Institute of Health, empezó a estudiar la posibilidad de que la mielina pudiera ser modificada por los impulsos que viajan a través del axón y que estuviera involucrada en los procesos de aprendizaje.

El tipo y la cantidad de aislante utilizado aceleran o ralentizan la transmisión de los impulsos nerviosos. En sus estudios, R. Douglas Fields explica que, en algunos axones, las señales eléctricas se mueven al ritmo de una caminata lenta, mientras que en otros son un coche de carreras.

Pero ¿cómo sincroniza el cerebro la velocidad de transmisión en cada conexión para que el impulso llegue cuando es necesario? Los investigadores han planteado una hipótesis: depende del grosor de la mielina, que está determinado por la cantidad de impulsos eléctricos del axón y que luego regula la transferencia de la señal.

Como ya he dicho y han demostrado varios laboratorios, las señales que recorren los axones estimulan la formación de mielina. R. Douglas Fields afirma: «Es posible que cuando una persona aprende a tocar al piano *Para Elisa* de Beethoven, los axones desnudos estén envueltos en mielina o que el volumen de las vainas existentes aumente en los circuitos que se activan repetidamente durante la práctica, lo que acelera el flujo de información a través de las redes cerebrales. La nueva mielina es visible en una resonancia magnética y aparece como un cambio de la sustancia blanca en las áreas del cerebro necesarias para la ejecución musical».[7]

En 2018, trabajando en colaboración con colegas japoneses, entre ellos Daisuke Kato, R. Douglas Fields demostró que la mielina promueve el aprendizaje al garantizar que múltiples señales eléctricas lleguen simultáneamente a la corteza motora, la región del cerebro que controla el movimiento.

---

7. El artículo de R. Douglas Fields «El cerebro aprende de formas inesperadas» fue publicado en 2020 en *Scientific American*, una de las más prestigiosas revistas de divulgación.

Diría que la neurona, potencialmente, está en pleno auge en todas las etapas de la vida. Cuando los médicos recomiendan no dejar de aprender después de los sesenta y cinco años, ya sea la coreografía de un baile, el círculo del *do* en la guitarra o el inglés, tienen toda la razón. Construirse circuitos neuronales especializados significa enriquecer el cerebro con un conjunto de neuronas en las que hay nuevas conexiones o sinapsis fortalecidas, y en las que se ha activado un proceso de crecimiento o reducción de la mielina según una medida perfecta.

14

Los ayudantes de las neuronas: las células gliales

Las neuronas no lo hacen todo por sí solas; tienen ayudantes. Antes ya he mencionado el otro grupo de unidades cerebrales, las células gliales.

Su historia comienza aproximadamente a mediados del siglo XIX, cuando son descubiertas por un grupo de científicos, entre ellos Rudolf Virchow, quien acuñó el término «neuroglia», del griego antiguo *glia*, «cola, gluten». Otros estudiosos observan que estas células carecen de axones, los cables largos de las neuronas, y que tienen diferentes formas. Los científicos creen que su papel no es pasivo, que deben tener alguna función, pero ignoran cuál.

No será hasta finales del siglo XX cuando se empiece a comprender la importancia de esta enormidad de células, hasta ese momento por completo eclipsadas por el protagonismo de neuronas. En los años siguientes se descubrirá que las células gliales desempeñan funciones clave para el cerebro:

1. Proporcionan nutrientes a las neuronas.
2. Eliminan el exceso de neurotransmisores.
3. Transfieren sustancias desde los vasos cerebrales para contribuir al metabolismo de la neurona.

Sin embargo, hay una familia de células gliales que desempeña una actividad específica: los oligodendrocitos, cuya tarea consiste en producir la vaina aislante de los axones. Estas células pueden detectar los impulsos eléctricos que fluyen a través de los axones, con los que entran en contacto, y, en función de la potencia, los recubren con más mielina.

Tienen una característica muy curiosa, y más aún por el tema de este libro, dedicado a la neurogénesis. Todo el cerebro, incluso en la edad adulta, está poblado por oligodendrocitos inmaduros, es decir, células madre listas para especializarse y llevar a cabo su labor. Es un testimonio del peso que, para nosotros, *Homo sapiens*, tiene la sustancia blanca.

Así pues, contamos con células cerebrales que aumentan la mielina cuando las neuronas están muy estimuladas, acelerando la transmisión eléctrica.

Sin embargo, como he dicho, para aprender no basta con hacer que los impulsos viajen lo más rápidamente posible. También debe haber un modo de reducir la velocidad de aquellos *inputs* que corren el riesgo de llegar demasiado pronto.

Y, de hecho, los investigadores han demostrado que la vaina de la mielina se puede reducir para ralentizar las señales. Son otras células gliales las que reducen el revestimiento: los astrocitos.

R. Douglas Fields afirmó que los astrocitos, «igual que cuando se ajusta una prenda, cortan las "costuras" que unen la vaina de mielina al axón». Al hacer esto se desprende la mielina, la capa exterior se retira, el revestimiento se vuelve más fino y la velocidad de transmisión de impulsos se ralentiza.

Los experimentos han apoyado esta hipótesis, dando dar lugar a una nueva interpretación de la plasticidad del cerebro, que resumiré en cuatro puntos:

1. El aprendizaje no sólo modifica las sinapsis, sino también el grosor de la vaina de mielina de los axones.
2. Esta acción conjunta de conexiones y de mayor o menor velocidad de transmisión de las señales les permite crear redes neuronales de recuerdos que nos dejan realizar acciones como montar en bicicleta, interpretar una partitura o ejecutar una coreografía.
3. Con el conocimiento, pues, se fortalece la materia gris y también aumenta el volumen de la sustancia blanca.
4. Cada vez que aprendemos algo, regamos el jardín de nuestro cerebro: estimulamos las neuronas para que interactúen entre ellas y ponemos en marcha las células de la glía, que actúan sobre la mielina.

Quiero terminar este capítulo recordando que, además de los oligodendrocitos y los astrocitos, hay otras células gliales que contribuyen a los mecanismos de la memoria:

se trata de las células microgliales, también conocidas en su conjunto como microglía, que se ocupan de la defensa inmunológica del sistema nervioso central y que pueden ser responsables de ese estado de inflamación crónica que está relacionado con enfermedades neurodegenerativas como el alzhéimer.

Voy a explicarme mejor. Si la microglía es alertada por la presencia de un virus o de un trauma, se activa una célula senescente, desencadenando el proceso inflamatorio, que es la reacción necesaria para eliminar al invasor y reparar el daño o las células en declive. Cuando todo vuelve a la normalidad, las células microgliales mandan mensajes que calman la inflamación. Sin embargo, es posible que la microglía no funcione, no se elimine la inflamación y acabe deteriorando indirectamente la función de las sinapsis.

Pero ¿cómo interviene también la microglía en la reorganización sináptica vinculada a la memoria?

Sabemos desde hace años que la microglía juega un papel esencial. Durante el desarrollo de nuestro cerebro, cuando alcanzamos la máxima floración de la sinapsis, cosa que ocurre alrededor de los 3 o 4 años de edad, la microglía se comporta como un jardinero. Empieza a poner orden en la exuberante lozanía de las sinapsis, que hacen que el cerebro de un niño sea capaz de absorber conocimientos como una auténtica esponja. Y lo hace eliminando (literalmente podando, mediante un proceso llamado *pruning*) sinapsis superfluas, aquellas que trabajan poco, cortando las ramas un poco más débiles y perfeccionando los circuitos neuronales. Este proceso continúa hasta la adolescencia tardía, es decir, hasta los 22 o 23 años de edad.

Hace algún tiempo, un equipo de investigadores de Zhejiang (China) publicó un estudio en la revista *Science* según el cual la microglía elimina los componentes sinápticos incluso en el hipocampo adulto. A través de este proceso, puede inducir el borrado de recuerdos previamente formados, causando el olvido de algunos tipos de memoria.

Así pues, existe toda una comunidad de células que ayudan a las neuronas a trabajar para formar sinapsis, fortalecerlas, eliminarlas y a aumentar o reducir la vaina de mielina. Todo esto, como dice Gabriel García Márquez, nos permite eliminar los malos recuerdos y magnificar los buenos. Gracias a esta artimaña podemos superar el pasado.

A continuación se enumeran los principales puntos de la acción de la microglía en el cerebro en formación:

- El número de sinapsis alcanza su cénit en la infancia, en torno a los 2 o 3 años de edad.
- Las sinapsis deben ser reguladas, como si fueran un arbusto grande que hay que podar: de la operación de *pruning* se ocupan las células microgliales (aunque los astrocitos también pueden estar involucrados en ella).
- El proceso de poda continúa hasta la adolescencia tardía, en torno a los 22 o 23 años de edad.
- Las sinapsis que se utilizan menos serán eliminadas, en cumplimiento de la regla *use it or lose it*. Las sinapsis supervivientes constituirán la base para la formación de los circuitos que se mantendrán en la edad adulta.
- La poda de las sinapsis es una de las razones por las que el cerebro del adolescente no debe corromperse con el

abuso de drogas y alcohol, que influyen negativamente en el proceso de construcción de los circuitos que se conservarán durante el resto de nuestra existencia.

15

La lectura, un caso especial en la evolución humana

Cuanto más entrenamos el cerebro, más alta es la barrera que erigimos contra el envejecimiento. Hasta ahora he hablado de las sinapsis y de la hipótesis de que existen nichos de neurogénesis en el cerebro adulto.

Son las personas curiosas, las que han tenido y mantienen una vida mental activa, las que poseen un pequeño tesoro de conexiones. Las habilidades adquiridas a lo largo de los años nos hacen más sabios y en cierto sentido más inteligentes. El conocimiento es la reserva cognitiva que reduce el riesgo de desarrollar demencias seniles o al menos de ralentizar su inicio.

El entrenamiento cerebral puede ser el propio trabajo, como en el caso de artistas, músicos, escritores o científicos, e incluso abogados o financieros que deciden no abandonar sus propias actividades, o puede provenir de los pasatiempos y las pasiones. El que llega al fin de su vida profesional debería hacer todo lo posible para evitar la jubilación del cerebro.

La clave radica en la variedad, en estimular todas las áreas del cerebro con las ocupaciones más dispares, desde la lectura hasta la cocina, desde el cine hasta las conferencias. Para las personas mayores es un magnífico reto aprender a manejar un dispositivo tecnológico, como un nuevo smartphone, o navegar por Internet, porque el mundo digital y virtual exige actualizar los esquemas mentales.

Un ejercicio que sin duda vale la pena sugerir, un poco más exigente, es el de estudiar una lengua extranjera, que comporta la activación de los dos hemisferios cerebrales, como se afirma en un estudio publicado *The Journal of Neuroscience*. La edad no es un obstáculo, y se pueden obtener óptimos resultados incluso después de los 65 años de edad.

Y también están los libros. No hay investigación científica que no asocie la lectura con la protección de la memoria y la función cognitiva.

La lectura es un maravilloso ejemplo que demuestra cómo nuestro cerebro es plástico, es decir, capaz de cambiar y remodelarse si se lo estimula adecuadamente.

Recordemos al desafortunado Henry Molaison. Del mismo modo que su historia fue fundamental para identificar el papel que juega el hipocampo en la memoria, otro tanto significó el caso de otro paciente para descubrir el área del cerebro responsable de la lectura.

Fue el neurólogo francés Joseph Jules Déjerine quien, en 1892, dio a conocer el caso de Oscar C., un paciente que, tras sufrir un ictus, ya no era capaz de leer. El hombre estaba convencido de que tenía un problema ocular y consultó a un oftalmólogo; sin embargo, el especialista comprobó que Oscar C. no necesitaba gafas. Veía las letras y las dibujaba con la mano, aunque luego no era capaz de identificarlas. La A ya no era una A.

Unas décadas después, el neurólogo Oliver Sacks planteó en uno de sus textos el caso análogo del escritor canadiense de novela negra Howard Engel, que de un día para otro no fue capaz de leer. Las palabras del autor de novelas policíacas y de suspense fueron recogidas en un escrito incluido en su libro *Los ojos de la mente*: «El 31 de julio de 2001, el *Globe & Mail* tenía su aspecto habitual en lo referente a compaginación, imágenes, títulos y subtítulos. La única diferencia era que yo no era capaz de leer lo que decían. Las letras, eso sí lo sabía, eran las que había aprendido de niño».

¿Qué les había ocurrido a los pacientes aquejados de alexia, es decir, la pérdida de las habilidades cognitivas que permiten leer? Cuando Oscar C. falleció a causa de un segundo ictus, Déjerine le hizo la autopsia y encontró dos lesiones cerebrales: la más reciente, que le había causado la muerte, y otra, la más antigua, que había destruido parte de su lóbulo occipital izquierdo. Así pues, el neurólogo se convenció de que la región dañada había sido la responsable de la pérdida de la capacidad de leer. Llamó a esa región el «centro visual para el reconocimiento de las letras». Y el desarrollo de las técnicas de neuroimagen habría confirmado su teoría.

En 2009, de hecho, el psicólogo cognitivo Stanislas Dehaene y su colega Laurent Cohen demostraron que el reconocimiento de las palabras activa en todos los sujetos la misma población de neuronas, situada en el surco occipito-temporal izquierdo de la corteza visual. Es la Visual Word Form Area (VWFA, en español, área de formación visual de palabras).

Dehaene la llamó familiarmente «la caja de letras del cerebro» y subrayó un aspecto increíble. En realidad, esa zona está dedicada a una función diferente, el reconocimiento facial.

La interpretación del psicólogo, retomada más adelante por otros laboratorios, incluido el de la Escuela Internacional de Estudios Avanzados de Trieste (la SISSA), abre unos extraordinarios horizontes para la reflexión. Aunque la evolución ha dotado al cerebro humano de circuitos especializados para el lenguaje hablado, el lenguaje escrito es una invención relativamente reciente de las sociedades humanas, ya que se remonta a hace unos 5000 años. El ADN no ha tenido ni el tiempo ni la ocasión de cambiar y nosotros nunca hemos desarrollado un área del cerebro específica para la lectura. Y he aquí que el cerebro demuestra de una forma espléndida su capacidad para ser plástico: las mismas neuronas genéticamente predispuestas para reconocer formas y detalles de la cara son capaces de aprender a distinguir formas artificiales como letras y signos gráficos.

Estamos ante una especie de reciclaje funcional de un área del cerebro que vemos con nuestros ojos a lo largo de la vida. Un niño pequeño tiene la capacidad innata de reconocer el rostro de su madre, lo hace sin ningún esfuerzo. En cambio, aprender a leer requiere empeño: hay que invertir meses para que un niño sea capaz de hacerlo.

Bien pensado, éste es un experimento natural que demuestra cómo la experiencia y el aprendizaje pueden modelar circuitos que están presentes de forma natural en el cerebro, aunque sirven para otros propósitos.

La «caja de las letras» no es la única región del cerebro involucrada en el proceso de lectura. En 1996, varios investigadores de la Facultad de Medicina de Yale, mediante resonancias magnéticas funcionales, demostraron la implicación de otras áreas, encargadas de reconocer fonológicamente un mensaje impreso (lo que hacemos cuando pronunciamos mentalmente la palabra escrita) y de identificar el significado final de una palabra. Un comportamiento complejo que depende de la actividad coordinada de un conjunto de sistemas cerebrales.

Este trabajo de tantas redes neuronales debe hacernos comprender por qué es tan importante la lectura y hasta qué punto puede demorar el envejecimiento cerebral.

En su novela *El viejo que leía novelas de amor*, Luis Sepúlveda, refiriéndose a Antonio José Bolívar Proaño, un hombre que tras una vida de cazador y carnicero se retira en soledad en su choza con sus libros, escribe: «Sabía leer. Fue el descubrimiento más importante de toda su vida. Sabía leer. Tenía el antídoto contra el terrible veneno de la vejez».

Leer no consiste sólo en encender y apagar los circuitos de nuestro cerebro a los que me he referido. La lectura deja un rastro físico, aumentando y fortaleciendo las sinapsis.

Fue el neurocientífico estadounidense Gregory Berns quien, en 2013,[8] demostró cómo la lectura de una novela

---

8. El estudio realizado en la Universidad Emory de Atlanta (Estados Unidos) fue publicado en 2013 en la revista *Brain Connectivity*. El

aumenta la cantidad y la fuerza de las conexiones sinápticas, pero también de la mielina. Materia gris y sustancia blanca.

Un estudio realizado en 2009 en el Carnegie Mellon de Pittsburgh, publicado en la revista *Neuron*, ha probado que los estudiantes de un programa de lectura diaria que duró seis meses mostraron un aumento del volumen de sustancia blanca en el área lingüística del cerebro, es decir, de la mielina que envuelve los axones y garantiza la velocidad de las señales eléctricas.

En realidad, podemos cambiar físicamente la estructura de nuestro cerebro a través de la lectura. Un buen libro, ya sea una novela de suspense o un ensayo, mejora la memoria, la concentración, el razonamiento y la capacidad para resolver problemas. Y lo hace porque suma y relaciona sinapsis y porque fortalece los «cables» por los que viajan los datos.

Apropiarse de la palabra escrita significa hacer una especie de cableado cerebral. Si consideramos nuestra red neuronal como la de un sistema informático, podemos pensar en la lectura como en una operación para poner a punto sus interconexiones. En resumen, leer no es sólo una forma de recopilar información, sino también de hacernos funcionalmente más inteligentes y ayudarnos a envejecer mejor.

En un estudio del Rush University Medical Center fueron examinados trescientos adultos ancianos durante seis años, respondiendo a preguntas sobre sus habilidades y

---

neurocientífico Gregory Berns es su principal autor. Entre los coautores figuran Kristina Blaine, Brandon Pye y Michael Prietula.

sus hábitos de lectura desde la infancia. Tras la muerte de cada adulto involucrado en el estudio, a una media de edad de 89 años, sus autopsias demostraron que los lectores ávidos no sólo habían experimentado un 30 % menos de pérdida de memoria, sino que también presentaban menos signos cerebrales de demencia. Estos resultados se suman a otros para apoyar la hipótesis de la reserva cognitiva: las sinapsis que construimos y la mielina que mejoramos nos ayudan a compensar el daño cerebral causado por el envejecimiento o, si las cosas van mal, por el alzhéimer y la demencia.

La lectura nos ayuda a vivir muchas vidas diferentes. Nos metemos en la piel de un personaje y percibimos sus emociones, sus sensaciones e incluso su movimiento. Si un personaje de nuestro libro está jugando a tenis, se activan áreas del cerebro que se iluminarían si estuviéramos ahí, en la pista.

Todo esto es posible porque estas experiencias ya están presentes en nuestros modelos internos de realidad. Dicho de otro modo, leer estimula las mismas regiones neurológicas que se activan al vivir realmente la experiencia.

En su columna «El sobre de Minerva», de la revista *L'Espresso*, Umberto Eco escribió: «Nuestra riqueza, comparada con la de un analfabeto (o la de alguien que, aun siendo alfabetizado, no lee) es que él está viviendo y vivirá sólo su vida, mientras que nosotros habremos vivido muchísimas. Recordamos, junto con nuestros juegos de ininfancia, los de Proust; hemos sufrido por nuestro amor, pero también por el de Píramo y Tisbe; hemos asimilado algo de la sabiduría de Solón; nos hemos estremecido en ciertas noches ventosas en Santa Elena y nos repetimos, junto con el cuento que nos contaba la abuela, el que había contado Scherezade. […]El libro es un seguro de vida, un pequeño anticipo de la inmortalidad. Hacia atrás (por desgracia) en vez de hacia adelante».

Precisamente porque nos transporta a otra dimensión donde podemos vivir experiencias divertidas, emocionantes y apasionantes, la lectura posee un increíble efecto calmante y terapéutico. Tiene un impacto positivo en el estado de ánimo, ya que promueve la relajación y nos hace olvidar los problemas cotidianos. Facilita el sueño y el descanso. Basta con leer sólo diez minutos para bajar los niveles de estrés hasta en un 60 %. La lectura distrae la mente, nos enseña a aislarnos de la realidad que nos rodea y hace que el cuerpo adopte una postura más relajada.

La biblioterapia, una forma de terapia en sí misma, es una herramienta que a menudo se emplea en el extranjero. En Canadá, por ejemplo, el 80 % de los psicólogos «prescribe» una lectura específica a los pacientes.

Desde finales de la década de 1990, algunos investigadores han comprobado que la lectura ayuda a combatir una gran variedad de trastornos como la ansiedad, el alcoholismo o el insomnio.

Sin embargo, ¿es lo mismo leer en la era digital? En las últimas décadas hemos asistido a una transformación sin precedentes en la forma de leer. En lugar de limitarse a textos impresos en papel en forma de libros, revistas y periódicos, mucha gente suele interactuar con textos mostrados en soportes y dispositivos digitales como ordenadores, *e-books* y *smartphones*. La lectura digital se ha convertido en parte integrante de la educación escolar, con un 80 % de estudiantes en Estados Unidos que utiliza el ordenador a diario para hacer los deberes. Este cambio se ha consolidado posteriormente con el aprendizaje *online* debido a la pandemia de COVID, que ha provocado un aumento del 155 % en el uso de libros digitales desde 2020.

La tecnología digital ha cambiado la forma de ver las cosas con el uso de textos dinámicos, interactivos y multimodales, incluidos los llamados «hipertextos».

Pero ¿es realmente lo mismo leer un libro en papel que hacerlo en un dispositivo digital? Si estamos acostumbrados a leer libros en papel, emplear un *e-book* puede resultar al principio algo antinatural. Los expertos insisten en el hecho de que el cerebro puede adaptarse con rapidez a una nueva tecnología, sin importar la edad o el tiempo que llevamos leyendo en papel. De hecho, el cerebro humano se adapta a las nuevas tecnologías, incluida la lectura electrónica, en cuestión de unos días.

Sin embargo, los *e-books* a menudo no parecen ofrecer las mismas ventajas que un libro de bolsillo. Recientes metaanálisis sugieren que la comprensión del lector es a menudo peor cuando se visualiza un texto en una pantalla (de un ordenador, una tableta o un *smartphone*) respecto a la impresión en papel.

¿Por qué sucede esto? Una de las primeras diferencias es que los *e-books* carecen de lo que se llama «capacidad espacial». Cuando leemos, las señales físicas como el peso de las páginas que quedan por leer nos da una idea de posición. La evolución ha moldeado nuestra mente para que se base en indicios geográficos para orientarse, y sin ellos podríamos sentirnos un poco perdidos. Algunos *e-books* ofrecen pocos puntos de referencia espaciales, dando la sensación de una página infinita.

Además, los investigadores han señalado que los estudiantes universitarios recordaban más detalles de los textos que leían en papel que de los que leían en una pantalla, aunque no había ninguna diferencia significativa en la comprensión de su significado. Esto parece deberse a una mengua de la atención sostenida, causada por la frecuencia cada vez mayor del *multitasking* multimedia. Dicho de otro modo, los lectores se comprometen menos con los textos digitales.

Por ejemplo, los participantes en estudios que comparaban las dos formas de lectura han demostrado que quienes leían en una tableta tardaban más en leer el primer fragmento del texto, aunque raramente lo releían. Por el contrario, los participantes que leían el texto impreso empleaban más o menos el mismo tiempo en la lectura y la relectura. Y sabemos que nuestro cerebro requiere tiempo y repeticiones para interiorizar los datos y vincularlos a la red de información que ya poseemos.

Se necesita tiempo para optimizar nuestra manera de interactuar con dispositivos digitales en nuestras actividades de estudio, trabajo y ocio. Y ciertamente podremos hacerlo con eficacia. Pero ya sabemos que no podremos ignorar el hecho de que leer un libro físico es una experiencia multisensorial en comparación con la lectura digital del mismo contenido. Lo ha demostrado en un artículo científico el psicólogo británico Charles Spence:[9] «La

---

9. Charles Spence, del Departamento de Psicología Experimental de la Universidad de Oxford, escribió sobre ello en el artículo «The mul-

experiencia de interactuar con un libro ofrece al lector la potencialidad de un encuentro que involucra todos los sentidos. Una reunión que incluye no sólo la vista y la sensación táctil del libro, sino también el peso del volumen y su olor característico. Y se podría también tener en cuenta el particular ruido al pasar las páginas».

Como escribe Haruki Murakami en su obra *Tokio blues (Norwegian Wood)*, «para mí, el mero hecho de oler ese libro, pasar los dedos entre sus páginas, era la felicidad».

tisensory experience of handling and reading books», publicado en 2020 en la revista Multisensory Research.

16

El gimnasio del cerebro:
seis estrategias de entrenamiento

La estimulación cognitiva no es la única forma de mantener nuestro cerebro florido durante el mayor tiempo posible. Ya he hablado de la importancia del sueño, pero también son muy significativos el control del estrés, el movimiento y una dieta sana. Y también están las necesidades sentimentales, porque de necesidades se trata: las relaciones con los demás son necesarias.

En resumen, hay seis estrategias para mantener el cerebro en forma:

1. La estimulación mental.
2. El movimiento.
3. Una alimentación correcta.
4. La vida social.
5. El relax.
6. El sueño.

Me he referido extensamente a estas estrategias en mi anterior libro, *El talento del cerebro,* y lo mencionaré aquí para tener una idea general.

En cuanto al ejercicio físico, creo que basta con citar un dato entre muchos. Las investigaciones demuestran de manera clara que la gente que realiza una actividad moderada más de tres veces por semana, desde caminar hasta dedicarse a la jardinería, tiene alrededor de un 40 y 50 % menos probabilidades de desarrollar demencia en comparación con las personas sedentarias.

¿Por qué? En dos estudios recientes[10] se ha demostrado que el movimiento mejora el rendimiento cognitivo mediante la reducción de la neuroinflamación, que es el enemigo número uno del cerebro. Es la inflamación crónica común en todas las formas de la enfermedad de Alzheimer, ya sea hereditaria o no. Y siempre es la inflamación la que puede atacar a las sinapsis, modificando la expresión de algunas proteínas esenciales para su funcionamiento.

El ejercicio físico constante no sólo reduce la neuroinflamación, sino que también aumenta la producción de un factor neurotrófico, el BDNF (Brain-Derived Neurotrophic Factor, en español «factor neurotrófico derivado del cerebro»), que facilita la creación de las sinapsis y favorece la plasticidad cerebral.

Otro pilar de los estilos de vida es la alimentación sana. Todo el mundo científico aprecia la dieta mediterránea, un modelo nutricional completo y variado. Pone en valor la abundancia de frutas, verduras, legumbres, pescado,

---

10. Los estudios se publicaron en diciembre de 2021 y enero de 2022, respectivamente, en la revista *Nature* y en *The Journal of Neuroscience.*

aceite de oliva virgen extra y frutos secos como nueces y almendras, todos los alimentos relacionados con una reducción de la neuroinflamación.

La dieta mediterránea también sugiere una proporción entre los nutrientes que parece ser ideal. Muchas instituciones, incluidas las españolas, proponen una fórmula intuitiva para orientarse en la mesa: el llamado «plato saludable», un gráfico elaborado en la Universidad de Harvard. Para comer según los principios de la dieta mediterránea basta con imaginarse la comida y la cena como un gran plato:

- La mitad se compone de frutas y verduras, con más verduras que frutas.
- Una cuarta parte se destina a cereales y derivados (mejor si son total o parcialmente integrales).
- Una cuarta parte incluye proteínas, combinando legumbres, huevos, pescado, productos lácteos, carne (limitando el consumo de la roja y reduciendo al mínimo el de los embutidos y las carnes procesadas), pero también los frutos secos.
- Todo debe acompañarse con agua, un litro y medio al día, y condimentarse con especias y hierbas aromáticas, poca sal y aceite de oliva virgen extra.

¿Qué debe limitarse? Es bien sabido que el abuso de la sal, los azúcares y las grasas saturadas se asocia a un aumento de la incidencia de la inflamación crónica, la hipertensión, las enfermedades cardíacas y la diabetes tipo 2. Lo que, sin embargo, es difícil de imaginar es que todos estos problemas condicionan el estado de salud del cerebro, aumentando, por ejemplo, el riesgo de demencia vascular debida a la disminución del flujo sanguíneo.

Existen estudios alarmantes sobre los alimentos industriales muy elaborados, la comida ultraprocesada. Un metaanálisis de 2022 publicado en la revista Neurology examinó a cerca de medio millón de personas en el Reino Unido. El resultado indica que por cada aumento del 10 % en el consumo de alimentos ultraprocesados se incrementa a su vez el riesgo de demencia en un 25 %.

Según la definición de la Organización Mundial de la Salud, son ultraprocesados los productos que, además de con azúcares añadidos, sal, aceites y grasas, se elaboran con sustancias que no se utilizan en las recetas caseras. Si nos fijamos en los ingredientes, encontraremos siglas como E210 (ácido benzoico), E250 (nitrito de sodio) o E624 (glutamato monoamónico). Entre los alimentos ultraprocesados figuran a menudo las croquetas de pollo congeladas, las barritas de proteínas, muchos embutidos y salchichas, ciertos yogures de frutas, pan envasado con emulsionantes o estabilizantes químicos o las bebidas «cero» por la adición de edulcorantes químicos artificiales.

Hablo de los excesos, naturalmente, no de un consumo ocasional. Sin embargo, las estimaciones nos indican que, en la actualidad, los productos ultraprocesados constituyen alrededor del 60 % del aporte calórico diario medio en el Reino Unido y Estados Unidos.

Una mala alimentación desequilibra el sistema inmunológico. Pero también el estrés, la falta de sueño y el aislamiento inciden en el estado inflamatorio. Sería recomendable que un adulto, y también un anciano, durmiera entre seis y ocho horas diarias. Todos deberíamos intentar relajarnos y no dejarnos dominar por la tensión. Estrategias como la meditación han demostrado ser muy útiles, y no sólo para reducir la carga de estrés, sino también para incrementar los fenómenos de neuroplasticidad mediante el aumento de mielina y la mejora de la conectividad cerebral.

Por último, todos deberíamos pasar tiempo con otras personas. Para que se entienda hasta qué punto nuestro cerebro es social, cerraré esta segunda parte del libro con los impactantes resultados de algunos estudios sobre la falta de relaciones y amistades. En un artículo publicado en *The Lancet*, el neurocientífico estadounidense John Cacioppo decía que sentirse solo aumentaría las posibilidades de muerte incluso en un 26 %. A conclusiones análogas ha llegado otra investigación según la cual la soledad se asocia con una reducción de la esperanza de vida comparable a la que causa el consumo de quince cigarrillos al día.[11]

«Para las pequeñas criaturas como nosotros —escribió el astrónomo Carl Sagan—, la inmensidad sólo es soportable gracias al amor».

---

11. El grupo de investigación de la Universidad Brigham Young de Provo (Utah) llegó a la conclusión de que las relaciones sociales, ya sea con amigos, familiares, vecinos o compañeros de trabajo, aumentan las probabilidades de supervivencia en un 50 %. El estudio fue publicado en *PLOS Medicine* en 2010.

TERCERA PARTE

El florecimiento humano

Y estalló la guerra:
un acontecimiento contrario
a la razón y a la naturaleza humana
se hizo realidad.

Lev Tolstoi, *Guerra y paz*

17

Por una primavera ética de la mente

En la Universidad de Harvard hay un programa llamado «Human Flourishing».[12] Su objetivo es impulsar el florecimiento humano con un enfoque que une diferentes disciplinas, desde las médicas hasta otras tradicionalmente humanísticas como la filosofía moral y la espiritualidad.

No florecemos sólo cuando añadimos neuronas o sinapsis a nuestro tejido cerebral.

Según una escuela del pensamiento científico, la mente debe considerarse como una propiedad emergente del cerebro, un conjunto que es más que la suma de sus células nerviosas.

No es metafísica, que quede claro. Hay cualidades que sólo pueden estudiarse mediante la investigación global de

---

12. El programa «Human Flourishing» también ofrece seminarios y cursos de verano de una semana de duración para estudiantes universitarios y licenciados de Harvard.

la materia neuronal y no se entienden si se analizan grupos de neuronas individualmente.

Y, en general, cuando abordamos conceptos como el bienestar y la felicidad, no podemos limitarnos a la descripción de las actividades eléctricas y químicas del cerebro, y el científico debe dar un salto, digamos «filosófico» para concebir la persona en su totalidad.

De ahí el florecimiento. Somos conscientes de esa sensación de estancamiento y vacío que a veces sentimos en nuestro interior, una especie de «languidez», como la definió Adam Grant en los tiempos de la COVID en *The New York Times*. O todo lo contrario, podemos sentirnos en medio de una primavera de la mente. Sí, florecientes.

No es sólo el ejercicio físico o leer buenos libros lo que proporciona energía a los pensamientos y los gestos. Es la relación que construimos con nosotros mismos y con los demás; es nuestra ética.

La postura moral no se presta a ser medida con las herramientas de la ciencia, aunque hay muchísimos indicios que nos invitan a creer que ser proyectados hacia la paz, el voluntariado y el amor tiene efectos positivos en el cerebro más que cultivar el individualismo desenfrenado, el rencor o el conflicto. Hablaré de ello en esta tercera parte.

Nosotros, los seres humanos, somos capaces de protagonizar los mayores horrores y grandes iniciativas, lo atestigua la historia, y no se puede decir con certeza ni que hemos nacido para ser buenos ni que nuestra esencia sea maligna. Sin embargo, como *Homo sapiens* que somos, deberíamos considerar la oportunidad de abrazar las mejores características de nuestro pasado evolutivo y cultivarlas.

Deberíamos hacerlo todos juntos y de forma individual.

Puede que la gente envejezca realmente, que se marchite y se deje llevar por la languidez del vacío de los valores y por la inevitabilidad del destino. Puede que nuestra especie envejezca si deja de hacerse preguntas, si se deja doblegar por las guerras, si no se plantea los problemas del futuro.

El florecimiento humano debe ser nuestra meta por encima de cualquier otro propósito. Por eso es urgente gobernar la otra forma de inteligencia que se está desarrollando en paralelo a la nuestra.

18

Una comparación entre el cerebro humano y la inteligencia artificial

Cuando reflexionamos sobre la inteligencia artificial tenemos la tentación de atribuirle cualidades humanas. Puede que esto no sea del todo correcto desde el punto de vista de un informático que quiera mantener las máquinas dentro de límites inhumanos, o a lo sumo sobrehumanos. Y es cierto que existen muchas diferencias. Pero como neurocientífica, creo que también es interesante buscar las similitudes entre los ordenadores, los robots y nuestros cerebros.

Podría decirse que la historia de la inteligencia artificial se inició hace dos siglos, avanzando a pequeños pasos para luego estallar con un punto de inflexión que ahora merece toda nuestra atención.

Es probable que la primera persona en darse cuenta del potencial de una máquina capaz de realizar cálculos electrónicos fuera el londinense Charles Babbage. El 14 de junio de 1823, este matemático presentó una máquina diferencial en la Real Sociedad Astronómica de Londres para aplicarla a ecuaciones polinómicas y para indagar las posibilidades de mecanizar la industria manufacturera. Durante los diez años siguientes, el Gobierno inglés invirtió 17 000 libras para implementar el instrumento, pero no se consiguieron resultados satisfactorios.

Cuando se le recortó la financiación, Babbage se quejó de ello en un ensayo.[13] Sin embargo, no se rindió, y entre 1833 y 1842 diseñó otra máquina que se suponía que era programable para realizar cualquier tipo de cálculo. Su máquina analítica se basaba en el telar de Joseph-Marie Jacquard, que utilizaba tarjetas perforadas para determinar cómo debía ser la trama de un tejido.

Una tarde, Babbage conoció a una gran matemática de su época, Ada Lovelace, hija del poeta Lord Byron. La joven sólo tenía 17 años, pero era un genio y una apasionada del sistema de tarjetas perforadas. Al parecer, Lady Lovelace escribió varios programas en lo que hoy se llamaría *assembly*, un lenguaje de programación, y parece que Alan Turing se inspiró en uno de sus algoritmos para fabricar el primer ordenador de la historia.

En la actualidad se considera a Ada Lovelace como la madre de la ciencia de la programación y de la inteligencia artificial. Describe la máquina de Babbage como «un instrumento programable, con una inteligencia similar a la del hombre». Sin embargo, precisa: «La máquina analítica

---

13. El ensayo de Charles Babbage se titula *Reflections on the Decline of Science in England, and on Some of Its Causes.*

no pretende crear nada; sólo puede hacer lo que le ordenamos».

En esta ocasión, el pobre Babbage tampoco obtuvo resultados positivos en respuesta a sus esfuerzos, y la máquina analítica nunca se fabricó. Habría que esperar a la Segunda Guerra Mundial y a Turing para asistir al diseño y la fabricación de los primeros cerebros electrónicos gigantes.

Y pensar que Babbage declaró que habría renunciado con gusto al resto de su vida si hubiera podido regresar a la Tierra cinco siglos después para admirar los logros de la nueva era. En realidad, habrían bastado muchos menos años para disfrutar de plataformas avanzadas de inteligencia artificial.

Aunque los avances tecnológicos son increíbles, el dilema ya debatido por Babbage y Lady Lovelace, es decir, cuál es el límite entre el comportamiento inteligente y no inteligente de una máquina, no está destinado a tener una solución fácil.

La primera pregunta que debemos hacernos es cuáles son las características de la inteligencia. En su ensayo *Gödel, Escher, Bach (Un eterno y grácil bucle)*, ganador del premio Pulitzer en 1980, el filósofo y científico cognitivo estadounidense Douglas R. Hofstadter elaboró una lista que aún sigue vigente. Según él, un agente inteligente debe ser capaz de hacer ocho cosas:

1. Reaccionar con gran flexibilidad ante diversas situaciones.
2. Aprovechar las circunstancias fortuitas.
3. Comprender mensajes ambiguos y contradictorios.

4. Reconocer la importancia relativa de los diversos elementos en una situación.
5. Hallar similitudes entre situaciones diversas a pesar de las diferencias que puedan dividirlas.
6. Percibir las diferencias entre distintas situaciones a pesar de las similitudes que puedan unirlas.
7. Sintetizar nuevos conceptos tomando otros antiguos y conectándolos de nuevas maneras.
8. Producir nuevas ideas.

Por su naturaleza intrínseca, señala Hofstadter, los ordenadores son «los seres más rígidos, privados de deseos y obedientes que existen». Por lo tanto, es imposible pensar que puedan tener un comportamiento inteligente. Y aquí, en cierto sentido, radica el quid de la cuestión: ser capaces de establecer conjuntos de reglas que digan a máquinas que no son flexibles en sí mismas cómo llegar a serlo. Al igual que el cerebro humano puede hacerlo cuando, a lo largo de nuestra vida, nos enfrentamos a miles de millones de situaciones, todas diferentes entre ellas, y somos capaces de analizarlas y actuar en consecuencia.

El elemento más reciente y avanzado entre las plataformas de inteligencia artificial es ChatGPT, que a pesar de que ha generado mucha controversia, se utiliza cada vez más con múltiples fines. Se trata del famoso *chatbot* basado en la inteligencia artificial y el aprendizaje automático, especializado en la conversación con un usuario humano y lanzado en 2022.

ChatGPT se basa en un modelo de aprendizaje profundo *(deep learning)* gracias a la introducción de las llamadas «redes neuronales artificiales». ¿Por qué se habla de redes neuronales? ¿Son realmente similares a las de nuestro cerebro? En algunos aspectos, sí.

ChatGPT y otras plataformas de inteligencia artificial se inspiran en un modelo simplificado de una red neuronal cerebral. Cada estación de esta red se llama «nodo» y, en cierto sentido, equivale a nuestras neuronas individuales. Y, al igual que éstas, los nodos están conectados entre sí: cada uno procesa las señales recibidas y transmite el resultado al siguiente nodo.

Hay otro aspecto fascinante. La red neuronal artificial es un sistema que se adapta, es decir, cambia su estructura en función de la información que fluye durante la fase de aprendizaje. ¿No recuerda esto a la plasticidad de nuestro cerebro, capaz de cambiar en función de los estímulos que recibe?

Sigamos. Si la red neuronal artificial es un sistema que se adapta, entonces es que posee una de las características que Hofstadte renumeró para poder hablar de inteligencia: la capacidad de reaccionar con flexibilidad. Y éste empieza a ser un tema de reflexión interesante, pero para profundizar más debemos preguntarnos cómo aprende una red neuronal artificial. ¿Lo hace de forma similar a nuestro cerebro? No exactamente.

Lo hace mediante tres métodos:

1. Un aprendizaje supervisado.
2. Un aprendizaje no supervisado.
3. Un aprendizaje por refuerzo.

El aprendizaje, tanto el supervisado como el no supervisado, requiere la administración de un conjunto de datos. En el primer caso (*supervised learning*), la red recibe *inputs* y *outputs* y aprende a identificar las relaciones que vinculan los datos; por ejemplo, el algoritmo asocia el esquema que une las características de las frutas *(input)* con sus nombres *(output)*. En ese momento, el sistema puede proceder al reconocimiento y la clasificación de nuevas imágenes de frutas que se proporcionarán de manera sucesiva. Por otro lado, el aprendizaje no supervisado *(unsupervised learning)* funciona enseñando al modelo a identificar los esquemas por sí solo (sin supervisión, efectivamente), proporcionando *inputs* y no *outputs*.

Volviendo al ejemplo de las frutas, se facilitan imágenes y características de cada fruta, pero no sus nombres. El algoritmo se entrenará de forma autónoma para clasificarlas en función de las características que comparten.

Mi hijo Matteo,[14] que trabaja en el ámbito de la inteligencia artificial, me ha explicado que en el aprendizaje no supervisado, además de los datos, el usuario puede proporcionar al algoritmo el número de grupos o *clusters* que espera obtener, y el éste actúa en consecuencia. Por ejemplo, si proporcionamos imágenes de manzanas verdes, sandías, melocotones y albaricoques y pedimos que las organice en dos *clusters*, es posible que el algoritmo las clasifique en objetos verdes (manzanas y sandías) y objetos naranjas (melocotones y albaricoques), o en objetos grandes (sandías) y objetos pequeños (manzanas, melocotones

---

14. Matteo Guidi, hijo de la neurocientífica Michela Matteoli, es un ingeniero geoinformático que trabaja en el campo de la inteligencia artificial.

y albaricoques). Dicho de otro modo, el algoritmo obtiene el mejor resultado en función de las solicitudes.

Y aún hay más. Las redes neuronales artificiales efectúan predicciones y ofrecen soluciones. ¿Cómo lo hacen? Aprenden a ajustar el peso de los datos, es decir, a distinguir qué información es más importante que otra. La red, mediante un algoritmo llamado retropropagación del error *(back propagation)*, es capaz de recrear el peso de la información introducida, minimizando así la función error y proporcionando soluciones cada vez más precisas. Y aquí empezamos a identificar otro requisito de Hofstadter: reconocer la importancia relativa de los diferentes elementos en una situación determinada. Y no sólo eso. La red neuronal artificial es capaz de predecir un resultado basándose únicamente en un número limitado de ejemplos de correspondencia. Así pues, puede encontrar semejanzas entre situaciones diversas a pesar de las diferencias que puedan dividirlas y de percibir las distinciones entre situaciones distintas a pesar de las similitudes que puedan unirlas.

Llegamos ahora al tercer mecanismo de aprendizaje, el del refuerzo *(reinforcement learning)*, que permite crear agentes como robots o coches autónomos capaces de seleccionar sus propias acciones mediante la interacción con el entorno en el que se encuentran. Se trata de una evolución a *posteriori*.

En este caso, el algoritmo prepara al *software* para tomar decisiones y obtener así los mejores resultados, imitando el proceso típico de los seres humanos mediante el método de ensayo y error. Cuando el agente toma una decisión y realiza una acción, analiza el cambio que dicha acción ha producido en el entorno, evaluando el *feedback* a través de una función de refuerzo.

El concepto de refuerzo se inspira en la gratificación que experimentamos los humanos cuando la dopamina interviene en el llamado «sistema de recompensa», que nos proporciona placer y nos lleva a querer repetir una acción que nos resulta ventajosa. Los robots no tienen neurotransmisores, sino un valor numérico positivo que incentiva el comportamiento correcto. Dicho de otro modo, según el caso, el entorno incentiva o desincentiva a las máquinas, y el modelo responde con algo equiparable a la plasticidad cerebral.

ChatGPT, probablemente el agente de inteligencia artificial más potente en la actualidad, no es el primer sistema conversacional: todos conocemos a Siri, Alexa y otros *chatbots*. Sin embargo, es sin duda el chat más sofisticado y accesible al público. Desarrollado con técnicas de aprendizaje no supervisado, más tarde ha sido optimizado con técnicas de aprendizaje supervisado y de refuerzo.

ChatGPT realiza una impresionante variedad de tareas y es capaz de:

1. Generar un texto y completarlo si faltan partes.
2. Traducir.
3. Comprender si un texto tiene un valor positivo, negativo o neutro.
4. Resumir un texto.
5. Crear contenidos.
6. Responder preguntas.
7. Proporcionar a los usuarios información sobre una amplia variedad de temas.

Todo esto con un lenguaje muy natural que recuerda al humano. A medida que aprende, el *chatbot* puede recordar lo que ha hablado con su interlocutor, reproducir las conversaciones o tratar de adivinar a qué se está refiriendo.

Nello Cristianini, profesor de inteligencia artificial en Bath (Reino Unido), comienza su ensayo *Machina Sapiens*, cuyo inquietante subtítulo es *El algoritmo que nos ha robado el secreto del conocimiento*, con esta frase: «No sé cómo funcionan realmente ChatGPT y sus numerosos primos; aún no lo sabe nadie. Aunque el mecanismo matemático que los ha creado es bastante simple, su inteligencia nace de la interacción entre dicho mecanismo y una cantidad extraordinaria de textos que nadie ha intentado conectar y destilar antes». Y prosigue: «El resultado de este encuentro se llama "modelo del lenguaje", pero sería mejor denominarlo "modelo del mundo", cuyas capacidades aún no han sido exploradas ni explicadas».

Estas capacidades de ChatGPT, en parte desconocidas, se han manifestado por sí solas, sorprendiendo a sus propios creadores.

Es como si el sistema hubiera aprendido no sólo el lenguaje, sino también los conceptos que rigen el mundo, analizando y practicando con una increíble cantidad de textos y adquiriendo la capacidad de responder preguntas a las que nunca hubiéramos imaginado que una máquina pudiera dar una respuesta. Preguntas que implican una estrategia, una elección de comportamiento e incluso una evaluación de oportunidades. Todo esto combinando los conocimientos que provienen de la memoria escrita de la humanidad.

¿Hasta cuándo podremos o querremos seguir adelante? No lo sabemos. Sobre todo porque, para aprender, Chat-GPT está empezando a utilizar incluso todos los textos que él mismo ha escrito. Y esto puede conducir a una suerte de autorreferencia, algo parecido a lo que les ocurre a los humanos. El sistema podría perder objetividad y empezar a tener distorsiones cognitivas, *bias*, como se dice en el lenguaje científico a propósito de los seres humanos, es decir, a cometer errores de valoración.

Además, como puede ocurrir con el cerebro, ChatGPT podría presentar las llamadas «confabulaciones». Se trata de un síntoma típico de algunas enfermedades psiquiátricas en las que el paciente llena lagunas de memoria con fantasías, falsificando así los recuerdos. Esto sucede porque el *chatbot* puede almacenar información fragmentada y puede ocurrir que la ordene de forma imprecisa, en un rompecabezas en el que se inventan algunas piezas.

Nosotros también tenemos fragmentos de recuerdos enterrados en algún lugar del cerebro. La capacidad para recuperarlos es importante, porque nos deja crear conexiones entre diferentes ideas, y lo mismo sucede con las pequeñas partes de información ocultas en la red Chat-GPT, lo que le permite hacer algo muy cercano a uno de los requisitos de la inteligencia expuestos por Hofstadter: sintetizar nuevos conceptos tomando otros antiguos y conectándolos de nuevas formas. Pero esto, decía antes, puede crear problemas. Como en el caso de un paciente con esquizofrenia, incluso el chatbot, combinando fragmentos de informaciones diversas, también puede crear el recuerdo de haber observado un documento que en realidad nunca existió.

Cristianini afirma: «¿Queríamos construir algo, estamos creando a alguien?». Y añade: «Estamos viviendo un momento histórico y debemos estar a la altura de las circunstancias». ¿Lo estaremos? No sé qué responder.

A lo largo de la evolución, el desarrollo de la corteza cerebral nos ha permitido ser capaces de resolver problemas y desarrollar estrategias cada vez más complejas. Podemos apreciar la belleza de un paisaje, pintar un cuadro, crear una sinfonía. Y, sin embargo, existe la otra cara de la moneda.

En la primera parte de este libro decía que la complejidad del cerebro humano podría ser incompatible con una renovación sustancial de las neuronas, la neurogénesis adulta. Y hay otro precio que pagar: a cambio de la adquisición de habilidades maravillosas, desde el arte hasta el cálculo, el cerebro humano se ha vuelto más sensible a las enfermedades psiquiátricas y neurodegenerativas comparado con el de otros mamíferos.

¿Le sucederá lo mismo a ChatGPT? ¿Tendremos plataformas de inteligencia artificial cada vez más avanzadas pero cada vez más susceptibles de sufrir «daños neuronales» como las confabulaciones? ¿Crearemos realmente a alguien que corremos el riesgo de no controlar? Al final, ¿serán capaces estas plataformas de responder también al último requisito de la inteligencia, según Hofstadter, de producir nuevas ideas? Quién sabe.

Debemos intentar no desarrollar una dependencia total de las máquinas y mantener vivos los sentimientos, las emociones, el contacto humano y la función de la corteza prefrontal, que regula nuestro comportamiento. Recordemos que existe un componente humano fundamental que nos servirá para una comparación en profundidad con las máquinas: la ética.

Nuestros principios deberían regir el mundo que la tecnología y nuestra inventiva han generado. Necesitamos una ética de los algoritmos, como dice mi amiga Eliana Liotta, y deberíamos pensar en desarrollarla con rapidez.

De hecho, el desarrollo de la inteligencia artificial y sus reglas está en manos de un puñado de personas, y eso no es bueno, porque deberían ser los diversos representantes de la humanidad quienes busquen respuestas comunes y propongan reglamentaciones.

Por ejemplo, sabemos que existen microchips que se implantan en el cerebro para que una persona pueda interactuar con un ordenador con el sistema llamado Brain-Computer Interface (en español, «interfaz cerebro-ordenador»). Hasta ahora, la comunicación ha sido unidireccional y ha permitido éxitos extraordinarios en el campo de la medicina en pacientes con discapacidades o en fase de rehabilitación neurológica.

«Hemos desarrollado un puente digital entre el cerebro y la médula espinal mediante la tecnología de interfaz cerebro-ordenador, que transforma el pensamiento en acción», resume Grégoire Courtine, profesor de neurociencia en la Escuela Politécnica Federal de Lausana (EPFL) refiriéndose a su estudio publicado en la revista *Nature* en 2023. Junto con su equipo, Courtine ha desarrollado una interfaz inalámbrica que ha permitido que un paciente recuperara el control natural del movimiento de sus piernas paralizadas, permitiéndole ponerse de pie, caminar e incluso subir escaleras. Sin embargo, aún quieren ir más allá.

Elon Musk sueña con una comunicación bidireccional. La máquina, en este caso, tendría acceso directo al cerebro, sin necesidad de un teclado ni de ningún otro instrumento. La velocidad del flujo de información sería altísima.

¿Y si en un futuro esa máquina tomara el control del cerebro conectado a través del microchip? Parece algo similar a lo que ocurre en la obra maestra de Stanley Kubrick *2001: Una odisea del espacio*, en la que los protagonistas no tienen otra opción que desactivar a HAL 9000, el sistema de inteligencia artificial que ha desarrollado autoconciencia y amenaza a los seres humanos.

Son grandes temas para la reflexión. ¿Queremos este tipo de fusión cerebro-máquina? En caso afirmativo, ¿de qué manera? Éste es uno de los temas sobre los que cada uno de nosotros está llamado a expresar su propio punto de vista.

Pondré otro ejemplo de algor-ética: el uso de drones en una guerra. El ataque se lanza basándose en las estadísticas elaboradas por ordenadores, los mismos que luego formularán la hipótesis del porcentaje de víctimas. Pero quien pulsa el botón no ve las sangrientas consecuencias de su acción. Su gesto carece de emociones y, por lo tanto, es inhumano.

19

Por qué deberíamos dejar de discutir

Vivimos en una era tan avanzada que hemos desarrollado una nueva forma de inteligencia, la inteligencia artificial; sin embargo, en cierto sentido, seguimos anclados en comportamientos primitivos. El mundo arde con hostilidad entre Estados y la violencia psicológica azota familias y lugares de trabajo. ¿Por qué?

¿Te has preguntado alguna vez qué ocurre en nuestro cerebro durante una guerra? Hablamos de vidas humanas (y con razón), de la destrucción del suelo, de daños económicos, pero normalmente los artículos periodísticos no se centran en los efectos que las batallas, libradas con armas o palabras, tienen en nuestra mente.

Comenzaré con el conflicto en el seno de una relación entre dos personas en cualquier ámbito, ya sea amistoso, sentimental o laboral. No hablo de un problema que deba afrontarse, de un simple desacuerdo, sino de una situación concreta que enfrenta, porque al menos una de las partes ha experimentado una sensación de pérdida, traición o injusticia. Por lo tanto, el conflicto implica las emociones y no está controlado por la razón. De hecho, oculta una batalla por completo interna entre la racionalidad y la emocionalidad. Mientras prevalezcan la ansiedad y el rencor, habrá división, habrá discusión; si se supera el fuego emocional, se llega a decisiones racionales y a la pacificación.

Existen dos áreas específicas de nuestro cerebro responsables de regular estos procesos:

1. La amígdala, que es el centro de control de las emociones, la sede de las pasiones.
2. La corteza prefrontal, que juega un papel crucial en la atención, la concentración y el autocontrol de los impulsos.

Estas dos estructuras se activan de forma combinada cada vez que nos encontramos en una situación de conflicto. La mecha se enciende con una sensación de decepción, una percepción de daño. La amígdala lo capta y experimentamos dolor.

El sufrimiento no es tan diferente al de una herida real; el dolor físico y mental parecen activar circuitos similares en el cerebro. Ya en 2003, Naomi Eisenberger, de la Universidad de California en Los Ángeles, demostró en un estudio de neuroimagen publicado en la revista *Science* que los circuitos relacionados con la exclusión social coinciden en gran medida con los asociados al dolor físico. En el estudio se sometió a los voluntarios a una resonancia magnética funcional mientras participaban en un juego virtual de lanzamiento de pelota, del cual, en un momento dado, eran eliminados. Los investigadores observaron que la corteza cingulada anterior se activaba en los que habían sido excluidos. Allí mismo, en ese rincón de nuestro cerebro, se procesan todas las formas del dolor, incluso el físico. Se ha comprobado que el dolor físico y el dolor mental estimulan los mismos circuitos neuronales.

Además, la percepción dolorosa provocada por un daño corporal puede verse influenciada por la experiencia emocional del sufrimiento social, que está vinculada a la experiencia de distanciamiento psicológico de otras personas o grupos sociales (por ejemplo, por exclusión o rechazo) y que puede persistir durante más tiempo que el dolor físico. Es como si un tipo de dolor ahuyentara al otro. Un estudio publicado en 2024 en *iScience* ha demostrado que los sujetos que se sometían simultáneamente a dos estímulos experimentaban menos dolor físico cuando se concentraban en el hecho de la exclusión social y más cuando no lo hacían. Los investigadores también comprobaron la participación de diferentes áreas cerebrales.

Hay que saber que la corteza cingulada anterior está conectada por un lado con la amígdala y por el otro con la corteza prefrontal, y que, por lo tanto, se define como el puente entre las emociones y la razón. No es una casualidad que en los sujetos del experimento californiano la activación de la corteza cingulada anterior disminuyera al mismo tiempo que la activación de la corteza prefrontal. En un lenguaje cotidiano, el enfoque racional mitigaba la sensación desagradable causada por la exclusión social. No sabría decir qué habría pensado cada uno de ellos, pero tratemos de imaginarnos cómo nos sentimos cuando nos molesta algo que salió mal y nos consolamos nosotros mismos: «Venga, no es tan grave».

Pero volveré a lo anterior, al inicio del malestar cerebral, para dar una explicación química a nuestras reacciones. Cualquier situación de conflicto o peligro es percibida por la amígdala, el núcleo del cerebro arcaico que compartimos con otros animales. Ésta se activa, ordenando inmediatamente la liberación de las hormonas del estrés, como el cortisol y la adrenalina. Se activa entonces una respuesta de lucha o huida *(fight or flight)* y, en ciertos casos, de inmovilización *(freeze)*.

Las reacciones instintivas nos mantienen a salvo. Si estamos en medio de la calle y vemos acercarse un pitbull amenazador, la amígdala emite una señal de miedo y el cuerpo se prepara para responder de manera automática: la adrenalina aumenta nuestro ritmo cardíaco, la presión arterial se incrementa y estamos listos para huir. ¿Y la corteza prefrontal? Si razonamos, comprendemos que es muy peligroso echar a correr, porque el perro nos perseguirá. Es mejor permanecer inmóvil, mantener los brazos pegados al cuerpo y evitar el contacto visual con el pitbull. Así, los procesos cognitivos superiores inhiben la amígdala y moderan nuestro comportamiento instintivo, permitiendo que prevalezca el racional.

Estos mismos circuitos neuronales se activan cuando nos enfadamos y nos sentimos ofendidos o traicionados. Puede ocurrir en el trabajo, por falta de reconocimiento o por algo injusto que ha hecho un compañero, o también en el seno de la familia o con los amigos. La percepción de un acto injusto es uno de los estímulos más fuertes para desencadenar una situación de conflicto: los humanos creen que la confianza es la base de su seguridad en un contexto social. Es como decir: «Contigo no corro peligro».

La percepción de una traición o de una vileza desencadena el conflicto. En el fragor de la disputa, nuestras vías neuronales ubicadas en la corteza prefrontal se cierran inmediatamente, ralentizando o bloqueando la adquisición de información de forma coherente. Los impulsos dejan de estar controlados y permanecemos atrapados en esta convicción: «Yo tengo razón y tú estás equivocado». Los niveles de cortisol de nuestro cerebro aumentan instantáneamente, lo que nos hace reaccionar con rapidez. En este caso, la adrenalina también hace que se incremente el ritmo cardíaco y la presión arterial.

Cuando el nivel de cortisol se eleva con tanta rapidez, el cerebro se estresa. Y si el estrés dura más de lo esperado, tiene un impacto negativo en el hipocampo.

En definitiva, la química del enojo debilita la actividad de la estructura responsable de la formación de recuerdos, reduce la capacidad cognitiva y, en consecuencia, provoca confusión mental. La expresión «niebla mental» o brain fog describe con mucha precisión la incapacidad para pensar de forma racional, característica de la ira. Es justamente en este momento cuando debemos desprendernos de nuestras respuestas automáticas y hacer un esfuerzo para pensar en el efecto que nuestras reacciones tienen en los demás. Lo ideal sería dejar espacio a la corteza prefrontal, calmar los instintos. A veces, decidir no reaccionar es la mejor reacción, y promueve una respuesta comportamental positiva.

20

El racismo y el silencio de la corteza prefrontal

Un aspecto muy importante es que la percepción de la traición o la sensación de ruptura de una relación de confianza no afecta sólo al sujeto como individuo, sino que incluye a todo el grupo social. No es casualidad que entre los prejuicios que nos caracterizan como seres humanos, el más común sea el llamado «sesgo de afinidad» o *tribal bias*. Esta forma de idea preconcebida favorece la creación de redes homogéneas de sujetos percibidos como similares y que comparten un estatus social y unos valores: es una tribu que la persona siente que debe proteger como a sí misma en caso de una amenaza externa, una injusticia o una traición.

En psicología social se habla de *ingroup* para definir el grupo de pertenencia con el que nos identificamos, mientras que el *outgroup* es el otro, el que es diferente de nosotros.

Uno de los primeros ejemplos científicamente documentados del fenómeno[15] se debe a Jane Goodall,[16] cuando trabajaba en el Parque Nacional de Gombe, en Tanzania. Durante la década de 1960, la famosa etóloga observó a un grupo de chimpancés que incluía a dos «mejores amigos», Goliath y Jomeo, que a menudo se acicalaban mutuamente y jugaban entre sí. Con el tiempo, el grupo se fue dividiendo de forma paulatina en tribu del norte y tribu del sur, que coexistieron en paz durante varios años. Hasta que, en enero de 1974, la tribu del norte atacó a la del sur. Un año después, Jomeo y otros cinco chimpancés golpearon brutalmente a Goliath y lo dejaron morir.

Pero ¿por qué los humanos también perpetuamos este *tribal bias* heredado de los primates? Gracias a diversos estudios de psicología social sabemos que la autoestima de las personas aumenta cuando se identifican con un grupo específico, un grupo que por lo general se percibe como superior a los demás. Sin embargo, es obvio que la mera existencia de estos dos grupos genera conflicto, aunque sea de forma no declarada y explícita. Puede provocar fricción social y desembocar en hostilidad o incluso en una guerra, minando nuestros valores de libertad y de progreso, nuestra inteligencia como seres humanos.

La cuestión es que se trata de un prejuicio, es decir, de una creencia que no se basa en elementos analizados por nuestra corteza prefrontal según los cánones de la raciona-

---

15. El ejemplo se relata en un hermoso comentario de Bernice N. Yau y David A. Ross publicado en *Biological Psychiatry* en 2022 y titulado «The Hill we climb: overcoming ingroup versus outgroup biases».

16. La primatóloga y antropóloga inglesa Jane Goodall (1934) es considerada la mayor experta mundial en chimpancés.

lidad. Quien necesita considerarse mejor que los demás incurre simplemente en un *bias* cognitivo, en una tendencia a distorsionar la realidad de los hechos para aumentar su autoestima.

El racista, el abusador que arruina la vida de sus compañeros de clase o el machista (pero también la mujer que cree que su género es superior) son personas intelectualmente débiles. El político que resalta el patriotismo y el color de piel para captar el populismo fácil no es muy racional o actúa de mala fe.

Añadiría que los prejuicios se superan no sólo racionalmente, sino también con la experiencia, viviendo una vida llena de conocimiento.

Los investigadores han analizado de manera amplia, mediante estudios de neuroimagen, los fundamentos neurocognitivos del prejuicio racial, que divide, y de la empatía, que desempeña un papel funcional clave en el comportamiento social. Algunos trabajos sobre el procesamiento facial han demostrado que el *tribal bias*, con la activación de la amígdala, se atenúa si los participantes miran los rostros de personas de otros grupos durante largos períodos. Los niños expuestos a realidades multiculturales desde las primeras etapas de su vida muestran una reducción de las respuestas de miedo hacia los *outgroups*.[17]

Alguien podría decir: «Todo estado tiene el derecho y el deber de desarrollar su propia economía y por ello debe delimitar sus fronteras y potenciar sus propias peculiaridades». Es comprensible. No quiero entrar en el campo de la

---

17. Se puede citar en concreto un estudio de 2018 publicado en *Trends in Cognitive Sciences*.

política, pero me gustaría establecer un paralelismo entre naciones y personas, porque creo que la conclusión es la misma: necesitamos mejorar y colaborar al mismo tiempo.

Los estudios neurofisiológicos nos proporcionan algunos datos sobre la función cerebral en el individuo. Cuando se estimulan conductas cooperativas, como en la escuela o en el trabajo, las personas desarrollan un mayor sentido de pertenencia al grupo y se activan los circuitos de recompensa, los circuitos del placer. También entra en juego la corteza prefrontal, que es capaz de evaluar las ventajas de la cooperación, tanto para nosotros como para los demás. Varios estudios hablan de beneficios físicos y psicológicos asociados a la conducta cooperativa, así como al altruismo desinteresado. Se ha demostrado que el voluntariado proporciona felicidad, salud e incluso aumenta la esperanza de vida de quienes lo practican.

Otras investigaciones han indagado las dinámicas sociales competitivas y también han descubierto aspectos positivos. En un entorno de una competencia de tipo estratégico, a menudo definida como «competencia sana», como ocurre en el deporte, se estimula la actividad de la corteza prefrontal: pueden mejorar el rendimiento individual y la percepción de la propia posición social.

Por otra parte, la competencia se asocia con un individualismo más acentuado. ¿Son contradictorios el altruismo y el deseo de autoafirmarse? No necesariamente.

La idea de que querer ganar en una competición implica ser «malo» es falsa; y es engañosa la narrativa del guerrero despiadado que, para alcanzar su objetivo, derrota a sus oponentes en un juego sucio en el aula, la oficina o el terreno de juego. La competencia es sana cuando implica respeto por las reglas y por los demás, cuando se desarrolla dentro de un marco ético. Los niños pueden estudiar con empeño para demostrar su valía en un examen, pero al mismo tiempo pueden ayudar a sus compañeros en una situación difícil.

Nunca debemos olvidar que nuestra especie ha sobrevivido porque los seres humanos han sido capaces de trabajar en equipo, de ayudarse mutuamente, de moverse en grupo.

Ser una persona ética no significa ser menos fuerte, del mismo modo que ser competitivo es algo que no proviene del odio, sino de la pasión y las ganas de mejorar.

21

Qué le pasa al cerebro durante una guerra

El antagonismo dentro de un grupo es diferente, por supuesto, al antagonismo que se da en una situación de países en guerra. Hoy nos preocupa lo que vemos a nuestro alrededor, la sangre que se derrama en muchas partes del mundo y el fantasma de un conflicto global. Los neurocientíficos experimentamos el horror de la inaceptable pérdida de vidas humanas y nos preguntamos si el cerebro de alguien que sobrevive en un lugar violento es estructuralmente diferente al de alguien que vive en un país pacífico. No hay respuestas inequívocas, pero sabemos que, en las personas constantemente expuestas a una situación de peligro, los circuitos nerviosos del miedo y el estrés están activos de forma crónica.

En el cerebro se crean recuerdos del miedo, incluso en respuesta a estímulos neutrales. Tomemos como ejemplo un ruido fuerte, que por lo general no suele desencadenar ninguna reacción intensa. Sin embargo, quienes viven en una guerra aprenden a asociar el ruido con una posible bomba. Una vez finalizado el conflicto, esa persona seguirá sensibilizada al terror. Aun cuando se trate tan sólo de una caja que se cae de una mesa, su amígdala se activará y provocará la respuesta al estrés.

En una guerra, la reacción a un estruendo es importante para la supervivencia, ya que pone al individuo en estado de alerta, lo que aumenta sus posibilidades de sobrevivir. Sin embargo, cuando el contexto cambia y se comprende que no se ha producido ninguna explosión, la corteza prefrontal debería retomar su papel: controlar la activación de la amígdala y las demás estructuras cerebrales implicadas. No obstante, a menudo la exposición crónica a los traumas de la guerra puede alterar este mecanismo de control. Persiste el miedo al miedo, se confunden ruidos con explosiones, y la amígdala y los circuitos asociados permanecen activos, manteniendo una tensión continua. Las consecuencias son el insomnio y la formación de recuerdos traumáticos, que reaparecen en el sujeto incluso en ausencia de un peligro real: se habla entonces de trastorno de estrés postraumático (Post-Traumatic Stress Disorder, PTSD, según sus siglas en inglés).

De modo que sí, el cerebro en guerra puede modificar su funcionamiento y, a veces, incluso cambian sus circuitos. Por desgracia, esto les ocurre sobre todo a los niños, cuyo cerebro aún se encuentra en fase de formación y remodelación.

Durante la infancia y la adolescencia, el cerebro utiliza las experiencias que provienen del entorno para optimizar su función: como ya he dicho, se seleccionan las conexiones que se deben mantener y fortalecer, y se eligen las que se deben eliminar, que por lo general son las más débiles y las menos empleadas. Es un período crítico para el desarrollo cerebral. Aunque esta capacidad de remodelación ofrece enormes posibilidades de recuperación a los niños, en ocasiones los efectos del trauma pueden permanecer arraigados y provocar la aparición de psicopatologías en el futuro.

22

Hagamos florecer la empatía de las neuronas espejo

¿Podemos esperar que la humanidad evolucione hasta el punto de acabar con las guerras o se trata tan sólo de una utopía? ¿Está la violencia arraigada en nosotros y es imposible de erradicar o, por el contrario, existe una bondad inherente al ser humano que debemos aprender a recuperar? ¿Nacemos *noble savages*, «buenos salvajes», cuyos buenos instintos son corrompidos por la civilización, como argumentó el filósofo suizo del siglo XVIII Jean-Jacques Rousseau? ¿O somos unos crueles egoístas que necesitan la civilización para controlar sus impulsos básicos, *homo homini lupus*, como teorizó el inglés Thomas Hobbes un siglo antes?

Los seres humanos han sido capaces de cometer actos vergonzosos y otros de una gran generosidad. Cómo es posible esta dicotomía desde un punto de vista neurocientífico es una pregunta que atrae el interés de muchos investigadores. En 2016, Leonardo Christov-Moore y Marco Iacoboni, de la Universidad de California, estudiaron las áreas del cerebro responsables de nuestros impulsos empáticos y llegaron a la conclusión de que nuestro altruismo podría estar más arraigado de lo que creemos. En su artículo, publicado en la revista *Human Brain Mapping*, describen su estudio. A veinte personas se les mostró un vídeo de una mano mientras la pinchaban con un alfiler al mismo tiempo que se les escaneaba el cerebro con una resonancia magnética funcional. Mientras los sujetos observaban cómo lastimaban a otra persona, los investigadores escanearon la amígdala y la corteza somatosensorial,[18] áreas asociadas a la experiencia del dolor y las emociones, así como la corteza prefrontal, responsable de la regulación del comportamiento y del control de los impulsos. Luego, en un experimento aparte, los mismos sujetos participaron en un juego en el que recibían cierta suma de dinero que podían conservar o compartir con un habitante de Los Ángeles con pocos recursos, desconocido para ellos pero real. Después de que todos los participantes completaran el juego, se compararon las cantidades de dinero finales con los escáneres cerebrales realizados mientras observaban el daño infligido a una persona. Se constató que los participantes que al ver el dolor ajeno mostraron mayores respuestas en diversas áreas cerebrales, incluida la corteza somatosensorial, también fueron los más generosos. En cambio, la activación de la corteza pre-

---

18. La corteza somatosensorial codifica la localización y la calidad del dolor, mientras que la corteza cingulada anterior desempeña un papel importante en la respuesta al dolor.

frontal (en concreto, la dorsolateral derecha[19]) se asoció a una menor generosidad en los sujetos.

Los investigadores se refieren a este proceso como *self-other resonance*, esto es, resonancia emocional, cuanto más tendemos a experimentar indirectamente el estado de los demás, más inclinados parecemos a tratarlos como nos trataríamos a nosotros mismos y, por lo tanto, nos volvemos más generosos.

Según estos datos, parecería que el «buen salvaje» es innato en el cerebro y puede ser inhibido por la actividad de la corteza prefrontal. Es posible que Rousseau tuviera razón: nacemos buenos y es el exceso de racionalidad de *Homo sapiens* lo que nos vuelve egoístas.

Otro estudio publicado en 2018 en la revista *Social Neuroscience* confirma los datos iniciales, que aún no son suficientes para formular una teoría. En este caso, 58 participantes fueron sometidos durante cuarenta segundos a un procedimiento no invasivo llamado «estimulación magnética transcraneal *theta-burst*», que reduce temporalmente la actividad en regiones específicas del cerebro. Los investigadores demostraron que, al atenuar la función de la corteza prefrontal, las personas se volvían más generosas. Una vez más, parecería que la actitud impulsiva podría ser el altruismo y que éste se vería reducido en algunos casos por una acción abrumadora de la racionalidad. El campo aún está abierto y harán falta muchos estudios para profundizar en estos temas.

---

19. La corteza prefrontal dorsolateral derecha es relevante para el control del dolor y tiene fuertes conexiones recíprocas con la corteza cingulada anterior, el área asociada al procesamiento de los estímulos dolorosos.

Sin embargo, esta tesis se expone en un libro de Donald W. Pfaff, de la Universidad Rockefeller. En *El cerebro altruista*, el neurocientífico sostiene que el altruismo no es una respuesta a la autoridad moral, sino un instinto arraigado en nuestro cerebro. Así pues, la bondad estaría inscrita en nuestro ADN.

De hecho, los circuitos cerebrales están estructurados de tal manera que nos permiten ser sensibles a lo que piensan y sienten los demás. Nos dejan empatizar con su sufrimiento, preocuparnos por su bienestar y traducir esta información en actos compasivos. Muchos de estos mecanismos neuronales podrían tener lugar sin que seamos conscientes de ello. Pfaff escribe: «La reciprocidad moral es la postura preestablecida de la humanidad y, por lo tanto, creemos que es nuestro deber trabajar para desarrollar instituciones y culturas que la promuevan».

Como es evidente, cuando hablamos de estos temas debemos tener siempre presente que el contexto social juega un papel fundamental para permitir que esta capacidad empática innata del cerebro, si realmente existe, se exprese o no. Sabemos bien que, por desgracia, a menudo esto no ocurre. Condiciones de mucho estrés, conflicto, tensiones sociales y guerra limitan muchísimo las capacidades de nuestro cerebro y modifican su funcionamiento. El ambiente puede impedir la manifestación de las capacidades innatas que podríamos tener. Entonces, el otro ya no aparece como un ser humano, sino como una cosa, un blanco de odio o de indiferencia.

Pero ¿cuáles son las estructuras de nuestro cerebro que nos permiten empatizar con lo que siente otra persona?

Giacomo Rizzolatti,[20] profesor emérito de la Universidad de Parma, es mundialmente conocido por haber descubierto entre las décadas de 1980 y 1990, primero en monos y luego en humanos, un tipo particular de neuronas, las neuronas espejo, importantes para comprender las acciones de otras personas.

Durante un experimento realizado con macacos para estudiar la función de la corteza motora, el área que se activa al realizar una acción, el equipo de Rizzolatti descubrió casualmente que algunas neuronas se activaban no sólo cuando el mono cogía un objeto, por ejemplo, un plátano, sino también cuando observaba a uno de sus congéneres realizando la misma acción, incluso con cierta antelación, medida en milisegundos. Lo mismo ocurre con los seres humanos.

Entramos en el campo de la empatía tras demostrar que, mediante estas neuronas especiales, anticipamos no sólo las acciones, sino también las emociones del otro. En 2018, Rizzolatti afirmó lo siguiente en una entrevista con la periodista Viviana Kasam: «Suministrando a una persona un estímulo olfativo desagradable como el olor a huevos podridos, se activan ciertas partes del cerebro. Una de ellas es la ínsula, un área cortical que interviene en los estados emocionales. La sorpresa fue que, si observo a alguien disgustado, se activa en mí exactamente la misma zona de la ínsula. […] Te entiendo porque eres parecido a mí. No deduzco, pero siento. Existe un vínculo íntimo,

20. Giacomo Rizzolatti escribió, junto con Corrado Sinigaglia, el libro *Las neuronas espejo (Los mecanismos de la empatía emocional)*.

natural y profundo entre los seres humanos. El proceso no es lógico, sino intuitivo».

De hecho, las neuronas espejo permitirían comprender las intenciones: «En cada acción –continúa Rizzolatti–, más allá de lo que se hace, lo que cuenta es la intención, *por qué* se hace. Cojo un vaso, eso es la acción. *Cómo* lo cojo es fundamental para comprender la intención, ya sea para beber, brindar o lanzárselo a mi interlocutor, por ejemplo. Y son las neuronas espejo las que nos revelan la intención en tiempo real, por lo que estamos listos para cubrirnos la cara si la persona que está frente a nosotros tiene intenciones agresivas».

Todos estos procesos están íntimamente interrelacionados. Nuestra capacidad de razonamiento puede entrar en juego para entender lo que no percibimos a través de las neuronas espejo. Por otra parte, la corteza prefrontal puede bloquear, mediante una vía racional, la acción innata de las neuronas espejo. Y aquí volvemos al conflicto: la empatía se activa sobre todo hacia aquellos que consideramos parecidos a nosotros, nuestro *ingroup*, nuestra tribu. En cambio, la empatía mediada por las neuronas espejo puede inhibirse hacia aquellos considerados diferentes, el *outgroup*.

Es un hecho y es nuestra historia como especie: las neuronas espejo pueden activarse o desactivarse. Deprende de nosotros, habitantes del tercer milenio, tener la inteligencia para hacerlas florecer.

Bibliografía

Principales artículos científicos siguiendo un orden cronológico.

PRIMERA PARTE

K. Maboudi, B. Giri, H. Miyawaki, C. Kemery y K. Diba: «Retuning of hippocampal representations during sleep», *Nature*, vol. 629, n.° 8012, págs. 630-638, mayo de 2024.

A. Genchi, E. Brambilla, F. Sangalli, M. Radaelli, M. Bacigaluppi, R. Furlan, A. Andolfo, D. Drago, C. Magagnotti, G. M. Scotti, R. Greco, P. Vezzulli, L. Ottoboni, M. Bonopane, D. Capilupo, F. Ruffini, D. Belotti, B. Cabiati, S. Cesana, G. Matera, L. Leocani, V. Martinelli, L. Moiola, L. Vago, P. Panina-Bordignon, A. Falini, F. Ciceri, A. Uglietti, M. P. Sormani, G. Comi, M. A. Battaglia, M. A. Rocca, L. Storelli, E. Pagani, G. Gaipa y G. Martino: «Neural stem cell transplantation in patients with progressivy multiplysclerosis: an open-label, phasy 1 study», *Natury Medicine*, vol. 29, n.° 1, págs. 75-85, enero de 2023.

Y. Zhou, Y. Su, S. Li, B. C. Kennedy, D. Y. Zhang, A. M. Bond, Y. Sun, F. Jacob, L. Lu, P. Hu, A. N. Viaene, I. Helbig, S. K. Kessler, T. Lucas, R. D. Salinas, X. Gu, H. I. Chen, H. Wu, J. E. Kleinman, T. M. Hyde, D. W. Nauen, D. R. Weinberger, G. L. Ming y H. Song: «Molecular landscapes of human hippocampal immature neurons across lifespan», *Nature*, vol. 607, n.° 7919, págs. 527-533, julio de 2022.

D. J. Terstege, K. Addo-Osafo, G. Campbell Teskey y J. R. Epp: «New neurons en old brains: implications of agy en the analysis of neurogenesis en post-mortem tissue», *Molecular Brain*, vol. 15, n.° 1, pág. 38, mayo de 2022.

D. Franjic, M. Skarica, S. Ma, J. I. Arellano, A. T. N. Tebbenkamp, J. Choi, C. Xu, Q. Li, Y. M. Morozov, D. Andrijevic, Z. Vrselja, A. Spajic, G. Santpere, M. Li, S. Zhang, Y. Liu, J. Spurrier, L. Zhang, I. Gudelj, L. Rapan, H. Takahashi, A. Huttner, R. Fan, S. M. Strittmatter, A. M. M. Sousa, P. Rakic y N. Sestan: «Transcriptomic taxonomy and neurogenic trajectories of adult human, macaque, and pig hippocampal and entorhinal cells», *Neuron*, vol. 110, n.° 3, págs. 452-469.e14, febrero de 2022.

C. La Rosa y L. Bonfanti: «Searching for alternatives to brain regeneration», *Neural Regeneration Research*, vol. 16, n.° 11, págs. 2198-2200, noviembre de 2021.

S. Velasco, A. J. Kedaigle, S. K. Simmons, A. Nash, M. Rocha, G. Quadrato, B. Paulsen, L. Nguyen, X. Adiconis, A. Regev, J. Z. Leven y P. Arlotta: «Individual brain organoids reproducibly form cell diversity of the human cerebral cortex», *Nature*, vol. 570, n.° 7762, págs. 523-527, junio de 2019.

E. P. Moreno-Jiménez, M. Flor-García, J. Terreros-Roncal, A. Rábano, F. Cafini, N. Pallas-Bazarra, J. Ávila y M. Llorens-Martín: «Adult hippocampal neurogenesis is abundant in neurologically healthy subjects and drops sharply in patients with Alzheimer's disease», *Nature Medicine*, vol. 25, n.° 4, págs. 554-560, abril de 2019.

J. I. Arellano, B. Harding y J. L. Thomas: «Adult human hippocampus: no new neurons en sight», *Cerebral Cortex*, vol. 28, n.° 7, págs. 2479-2481, julio de 2018.

M. Boldrini, C. A. Fulmore, A. N. Tartt, L. R. Simeon, I. Pavlova, V. Poposka, G. B. Rosoklija, A. Stankov, V. Arango, A. J. Dwork, R. Hen y J. J. Mann: «Human hipocampal neurogenesis persists throughout aging», *Cell Stem Cell*, vol. 22, n.° 4, págs. 589-599.e5, abril de 2018.

S. F. Sorrells, M. F. Paredes, A. Cebrián-Silla, K. Sandoval, D. Qi, K. W. Kelley, D. James, S. Mayer, J. Chang, K. I. Auguste, E. F. Chang, A. J. Gutiérrez, A. R. Kriegstein, G. W. Mathern, M. C. Oldham, E. J. Huang, J. M. García-Verdugo, Z. Yang y A. Álvarez-Buylla: «Human hipocampal neurogénesis drops sharply in children to undetectably levels in adults», *Nature*, vol. 555, n.° 7696, págs. 377-381, marzo de 2018.

K. Takahashi y S. Yamanaka: «Induction of pluripotent stem cells from mousy embryonic and adult fibroblast cultures by defined factors», *Cell*, vol. 126, n.° 4, págs. 663-676, agosto de 2006.

F. H. Gage, P. W. Coates, T. D. Palmer, H. G. Kuhn, L. J. Fisher, J. O. Suhonen, D. A. Peterson, S. T. Suhr y J. Ray: «Survival and differentiation of adult neuronal progenitor cells transplanted to thy adult brain», *Proceedings of the Natio-*

nal Academy of Sciences, vol. 92, n.° 25, págs. 11879-11883, diciembre de 1995.

H. A. CAMERON, C. S. WOOLLEY, B. S. MCEWEN Y E. GOULD: «Diferentiation of newly born neurons and glia en the dentate gyrus of the adult rat», *Neuroscience*, vol. 56, n.° 2, págs. 337-344, septiembre de 1993.

B. A. REYNOLDS Y S. WEISS: «Generation of neurons and astrocytes from isolated cells of thy adult mammalian central nervous system», *Science*, vol. 255, n.° 5052, págs. 1707-1710, marzo de 1992.

F. NOTTEBOHM: «From bird song to neurogenesis», *Scientific American*, vol. 260, n.° 2, págs. 74-79, febrero de 1989.

M. S. KAPLAN Y J. W. HINDS: «Neurogenesis in the adult rat: electron microscopic analysis of light radioautographs», *Science*, vol. 197, n.° 4308, págs. 1092-1094, septiembre de 1977.

J. ALTMAN Y G. D. DAS: «Postnatal neurogenesis en thy guinea pig», *Nature*, vol. 214, n.° 5093, págs. 1098-1101, junio de 1967.

J. ALTMAN Y G. D. DAS: «Autoradiographic and histological evidency of postnatal hippocampal neurogenesis en rats», *The Journal of Comparativy Neurology*, vol. 124, n.° 3, págs. 319-335, junio de 1965.

J. ALTMAN: «Are new neurons formed en thy brains of adult mammals?», *Science*, vol. 135, n.° 3509, págs. 1127-1128, marzo de 1962.

SEGUNDA PARTE

Y. Cabrera, K. J. Koymans, G. R. Poe, H. W. Kessels, E. J. W. Van Someren y R. Wassing: «Overnight neuronal plasticity and adaptation to emotional distress», *Nature Reviews Neuroscience*, vol. 25, n.° 4, págs. 253-271, marzo de 2024.

M. Munyeshyaka y R. D. Fields: «Oligodendroglia are emerging players in several forms of learning and memory», *Communications Biology*, vol. 5, n.° 1, pág. 1148, octubre de 2022.

H. Li, S. Li, H. Yang *et al.*: «Association of ultraprocessed food consumption with risk of dementia: a prospectivy cohort study», *Neurology*, vol. 99, n.° 10, págs. e1056-e1066, septiembre de 2022.

K. B. Casaletto, C. A. Lindbergh, A. Vande-Bunte, J. Neuhaus, J. A. Schneider, A. S. Buchman, W. G. Honer y D. A. Bennett: «Microglial correlates of late life physical activity: relationship with synaptic and cognitivy aging en older adults», *The Journal of Neuroscience*, vol. 42, n.° 2, págs. 288-298, enero de 2022.

Z. De Miguel, N. Khoury, M. J. Betley, B. Lehallier, D. Willoughby, N. Olsson, A. C. Yang, O. Hahn, N. Lu, R. T. Vest, L. N. Bonanno, L. Yerra, L. Zhang, N. L. Saw, J. K. Fairchild, D. Lee, H. Zhang, P. L. McAlpine, K. Contrepois, M. Shamloo, J. E. Elías, T. A. Rando y T. Wyss-Coray: «Exercise plasma boosts memory and dampens brain inflammation via clusterin», *Nature*, vol. 600, n.° 7889, págs. 494-499, diciembre de 2021.

G. Scabia, G. Testa, M. Scali, S. Del Turco, G. Desiato, N. Berardi, A. Sale, M. Matteoli, L. Maffei, M. Maffei, M. Mainardi y Train the Brain Consortium: «Reduced ccl11/eotaxin mediates the beneficial effects of environmental stimulation on the aged hippocampus», *Brain, Behavior, and Immunity*, vol. 98, págs. 234-244, noviembre de 2021.

S. Carloni, A. Bertocchi, S. Mancinelli, M. Erreni, A. Borreca, D. Braga, S. Giugliano, A. Mozzarelli, A. Di Sabatino, G. Penna, M. Matteoli, S. Lodato y M. Rescigno: «Identification of a choroid plexus vascular barrier closing during intestinal inflammation», *Science*, vol. 374, n.° 6566, págs. 439-448, octubre de 2021.

C. Dupré, C. Helmer, B. Bongue, J. F. Dartigues, F. Roche *et al.*: «Associations between physical activity types and multidomain cognitive decline in older adults from the Three-city cohort», *PLOS ONE*, vol. 16, n.° 6, pág. e0252500, junio de 2021.

N. S. Baron: «Know what? How digital technologies undermine learning and remembering», *Journal of Pragmatics*, vol. 175, págs. 27-37, abril de 2021.

G. Condorelli y M. Matteoli: «Mind your heart: the epigenetic consequences of heart failure on brain function», *EMBO Molecular Medicine*, vol. 13, n.° 3, pág. e13785, marzo de 2021.

M. Matteoli y D. Pozzi: «Feeling depressed? Keep calm, and watch microglia», *Immunity*, vol. 54, n.° 2, págs. 191-193, febrero de 2021.

Y. Chang, I. Wu y C. Hsiung: «Reading activity prevents longterm decline in cognitive function in older people: evidence from a 14-year longitudinal study», *International Psychogeriatrics*, vol. 33, n.° 1, págs. 63-74, enero de 2021.

K. Gurunandan, J. Arnáez-Tellería, M. Carreiras y P. M. Paz-Alonso: «Converging evidence for differential specialization and plasticity of language systems», *The Journal of Neuroscience*, vol. 40, n.° 50, págs. 9715-9724, diciembre de 2020.

S. Y. Lee *et al.*: «Cognitive reserve, leisure activity, and neuropsychological profile in the early stage of cognitive decline», *Frontiers in Aging Neuroscience*, vol. 12, págs. 590-607, octubre de 2020.

C. Spence: «The multisensory experience of handling and reading books», *Multisensory Research*, vol. 33, n.° 8, págs. 902-928, septiembre de 2020.

G. Fossati, M. Matteoli y E. Menna: «Astrocytic factors controlling synaptogenesis: a team play», *Cells*, vol. 9, n.° 10, pág. 2173, septiembre de 2020.

A. R. Sutin, Y. Stephan, M. Luchetti y A. Terracciano: «Loneliness and risk of dementia», *The Journals of Gerontology*, vol. 75, n.° 7, págs. 1414-1422, agosto de 2020.

Y. Stern *et al.*: «Effect of aerobic exercise on cognition in younger adults», *Neurology*, vol. 92, n.° 9, págs. e905-e916, julio de 2020.

C. Wang, H. Yue, Z. Hu, Y. Shen, J. Ma, J. Li, X. D. Wang, L. Wang, B. Sun, P. Shi, L. Wang y Y. Gu: «Microglia mediate forgetting via complement-dependent synaptic elimination», *Science*, vol. 367, n.° 6478, págs. 688-694, febrero de 2020.

H. Brooker *et al.*: «The relationship between the frequency of number-puzzle use and baseline cognitive function in a large online sample of adults aged 50 and over», *International Journal of Geriatric Psychiatry*, vol. 34, n.° 7, págs. 921-931, julio de 2019.

G. Bubbico *et al.*: «Effects of second language learning on the plastic aging brain: functional connectivity, cognitive decline, and reorganization», *Frontiers in Neuroscience*, vol. 13, n.º 423, mayo de 2019.

G. Zheng, P. Qiu, R. Xia, H. Lin, B. Ye, J. Tao y L. Chen: «Effect of aerobic exercise on inflammatory markers in healthy middle-aged and older adults: a systematic review and meta-analysis of randomized controlled trials», *Frontiers in Aging Neuroscience*, vol. 11, n.º 98, abril de 2019.

E. P. Moreno-Jiménez, M. Flor-García, J. Terreros-Roncal *et al.*: «Adult hippocampal neurogenesis is abundant in neurologically healthy subjects and drops sharply in patients with Alzheimer's disease», *Nature Medicine*, vol. 25, n.º 4, págs. 554-560, marzo de 2019.

A. Asok, F. Leroy, J. B. Rayman y E. R. Kandel: «Molecular mechanisms of the memory trace», *Trends in Neurosciences*, vol. 42, n.º 1, págs. 14-22, enero de 2019.

D. Pozzi y M. Matteoli: «The hypothalamic-lcpfc axis: a new "ace" in the brain for fast-behavioral stress response», *The EMBO Journal*, vol. 37, n.º 21, pág. e100702, noviembre de 2018.

M. Ardelt, K. R. Gerlach y G. E. Vaillant: «Early and midlife predictors of wisdom and subjective well-being in old age», *The Journals of Gerontology: Series B*, vol. 73, n.º 8, págs. 1514-1525, noviembre de 2018.

G. Kempermann *et al.*: «Human adult neurogenesis: evidence and remaining questions», *Cell Stem Cell*, vol. 23, n.º 1, págs. 25-30, julio de 2018.

F. Filippello *et al.*: «The microglial innate immune receptor TREM2 is required for synapse elimination and normal brain connectivity», *Immunity*, vol. 48, n.º 5, págs. 979-991, mayo de 2018.

A. T. C. Lee, M. Richards, W. C. Chan, H. F. K. Chiu, R. S. Y. Lee, V. Berti, M. Walters, J. Sterling *et al.*: «Mediterranean diet and 3-year Alzheimer brain biomarker changes in middleaged adults», *Neurology*, vol. 90, n.° 20, págs. 1789-1798, mayo de 2018.

D. Pozzi, E. Menna, A. Canzi, G. Desiato, C. Mantovani y M. Matteoli: «The communication between the immune and nervous systems: the role of il-1β in synaptopathies», *Frontiers in Molecular Neuroscience*, vol. 11, pág. 111, abril de 2018.

I. Corradini, E. Focchi, M. Rasile, R. Morini, G. Desiato, R. Tomasoni, M. Lizier, E. Ghirardini, R. Fesce, D. Morone, I. Barajon, F. Antonucci, D. Pozzi y M. Matteoli: «Maternal immune activation delays excitatory-to-inhibitory gammaaminobutyric acid switch in offspring», *Biological Psychiatry*, vol. 83, n.° 8, págs. 680-691, abril de 2018.

J. T. Cacioppo y S. Cacioppo: «The growing problem of loneliness», *The Lancet*, vol. 391, n.° 10119, pág. 426, febrero de 2018.

Y. Ruan *et al.*: «Dietary fat intake and risk of Alzheimer's disease and dementia: a meta-analysis of cohort studies», *Current Alzheimer Research*, vol. 15, n.° 9, págs. 869-876, enero de 2018.

D. A. Raichlen y G. E. Alexander: «Adaptive capacity: an evolutionary neuroscience model linking exercise, cognition, and brain health», *Trends in Neurosciences*, vol. 40, n.° 7, págs. 408-421, julio de 2017.

Y. Z. Liu, Y. X. Wang C. L. Jiang: «Inflammation: the common pathway of stress-related diseases», *Frontiers in Human Neuroscience*, vol. 11, pág. 316, junio de 2017.

N. J. Donovan *et al.*: «Loneliness, depression and cognitive function in older U.S. adults», *International Journal of Geriatric Psychiatry*, vol. 32, n.° 5, págs. 564-573, mayo de 2017.

E. Ros *et al.*: «The PREDIMED study», *Endocrinología, Diabetes y Nutrición* , vol. 64, n.° 2, págs. 63-66, febrero de 2017.

Train the Brain Consortium: «Randomized trial on the effects of a combined physical/cognitive training in aged MCI subjects: the Train the Brain study», *Scientific Reports*, vol. 7, n.° 39, pág. 471, enero de 2017.

D. Perani *et al.*: «The impact of bilingualism on brain reserve and metabolic connectivity in Alzheimer's dementia», *Proceedings of the National Academy of Sciences*, vol. 114, n.° 7, págs. 1690-1695, enero de 2017.

M. Luciano *et al.*: «Mediterranean-type diet and brain structural change from 73 to 76 years in a Scottish cohort», *Neurology*, vol. 88, n.° 5, págs. 449-455, enero de 2017.

M. Bonaccio, G. Pounis, C. Cerletti, M. B. Donati, L. Iacoviello, G. de Gaetano y MOLI-SANI Study Investigators: «Mediterranean diet, dietary polyphenols and low-grade inflammation: results from the moli-sani study», *British Journal of Clinical Pharmacology*, vol. 83, n.° 1, págs. 107-113, enero de 2017.

T. Wyss-Coray: «Ageing, neurodegeneration and brain rejuvenation», *Nature*, vol. 539, n.° 7628, págs. 180-186, noviembre de 2016.

S. D. Petersson y E. Philippou: «Mediterranean diet, cognitive function, and dementia: a systematic review of the evidence», *Advances in Nutrition*, vol. 7, n.° 5, págs. 889-904, septiembre de 2016.

R. M. Ransohoff: «How neuroinflammation contributes to neurodegeneration», *Science*, vol. 353, n.º 6301, págs. 777-783, agosto de 2016.

J. V. Hindle *et al.*: «The effects of cognitive reserve and lifestyle on cognition and dementia in Parkinson's disease – a longitudinal cohort study», *International Journal of Geriatric Psychiatry*, vol. 31, n.º 1, págs. 13-23, enero de 2016.

D. Perani y J. Abutalebi: «Bilingualism, dementia, cognitive and neural reserve», *Current Opinion in Neurology*, vol. 28, n.º 6, págs. 618-625, diciembre de 2015.

R. D. Fields: «A new mechanism of nervous system plasticity: activity-dependent myelination», *Nature Reviews Neuroscience*, vol. 16, n.º 12, págs. 756-767, diciembre de 2015.

S. Dehaene, L. Cohen, J. Morais y R. Kolinsky: «Illiterate to literate: behavioural and cerebral changes induced by reading acquisition», *Nature Reviews Neuroscience*, vol. 16, n.º 4, págs. 234-244, abril de 2015.

C. Franceschi y J. Campisi: «Chronic inflammation (inflammaging) and its potential contribution to age-associated diseases», *The Journals of Gerontology: Series A*, vol. 69, n.º 1, págs. S4-S9, junio de 2014.

G. S. Berns, K. Blaine, M. J. Prietula y B. E. Pye: «Short and long term effects of a novel on connectivity in the brain», *Brain Connectivity*, vol. 3, n.º 6, págs. 590-600, diciembre de 2013.

D. C. Kidd y E. Castano: «Reading literary fiction improves theory of mind», *Science*, vol. 342, n.º 6156, págs. 377-380, octubre de 2013.

R. S. Wilson, P. A. Boyle, L. Yu, L. L. Barnes, J. A. Schneider y D. A. Bennett: «Life-span cognitive activity, neuropathologic burden, and cognitive aging», *Neurology*, vol. 81, n.° 4, págs. 314-321, julio de 2013.

I. Prada, R. Furlan, M. Matteoli y C. Verderio: «Classical and unconventional pathways of vesicular release in microglia», *Glia*, vol. 61, n.° 7, págs. 1003-1017, julio de 2013.

Y. Y. Tang, Q. Lu, M. Fan, Y. Yang y M. I. Posner: «Mechanisms of white matter changes induced by meditation», *Proceedings of the National Academy of Sciences*, vol. 109, n.° 26, págs. 10570-10574, junio de 2012.

M. Fotuhi, D. Do y C. Jack: «Modifiable factors that alter the size of the hippocampus with ageing», *Nature Reviews Neurology*, vol. 8, n.° 4, págs. 189-202, marzo de 2012.

J. Holt-Lunstad, T. B. Smith y J. B. Layton: «Social relationships and mortality risk: a meta-analytic review», *PLOS Medicine*, vol. 7, n.° 7, julio de 2010.

T. A. Keller y M. A. Just: «Altering cortical connectivity: remediation-induced changes in the white matter of por readers», *Neuron*, vol. 64, n.° 5, págs. 624-631, diciembre de 2009.

J. Scholz, M. C. Klein, T. E. J. Behrens y H. Johansen-Berg: «Training induces changes in white-matter architecture», *Nature Neuroscience*, vol. 12, n.° 11, págs. 1370-1371, noviembre de 2009.

A. Citri y R. C. Malenka: «Synaptic plasticity: multiple forms, functions, and mechanisms», *Neuropsychopharmacology*, vol. 33, n.° 1, págs. 18-41, enero de 2008.

B. Draganski, C. Gaser, V. Busch, G. Schuierer, U. Bogdahn y A. May: «Neuroplasticity: changes in grey matter induced by training», *Nature*, vol. 427, n.° 6972, págs. 311-312, enero de 2004.

V. Castellucci, H. Pinsker, I. Kupfermann y E. R. Kandel: «Neuronal mechanisms of habituation and dishabituation of the gill-withdrawal reflex in Aplysia», *Science*, vol. 167, n.° 3926, págs. 1745-1748, marzo de 1970.

TERCERA PARTE

M. Zhang, X. Lin, Y. Zhi, Y. Mu y Y. Kong: «The dual facilitatory and inhibitory effects of social pain on physical pain perception», *iScience*, vol. 27, n.° 2, enero de 2024.

Y. Ma y H. Tan: «Representation of intergroup conflict in the human brain», en *Neuron*, vol. 111, n.° 11, págs. 1692-1696, junio de 2023.

H. Lorach, A. Gálvez, V. Spagnolo, F. Martel, S. Karakas, N. Intering, M. Vat, O. Faivre, C. Harte, S. Komi, J. Ravier, T. Collin, L. Coquoz, I. Sakr, E. Baaklini, S. D. Hernández-Charpak, G. Dumont, R. Buschman, N. Buse, T. Denison, I. van Nes, L. Asboth, A. Watrin, L. Struber, F. Sauter-Starace, L. Langar, V. Auboiroux, S. Carda, S. Chabardes, T. Aksenova, R. Demesmaeker, G. Charvet, J. Bloch y G. Courtine: «Walking naturally after spinal cord injury using a brain-spine interface», *Nature*, vol. 618, n.° 7963, págs. 126-133, junio de 2023.

B. N. Yau y D. A. Ross: «The hill we climb: overcoming ingroup versus outgroup biases», *Biological Psychiatry*, vol. 91, n.° 7, págs. e25-26, abril de 2022.

Y. Zoh, S. W. C. Chang y M. J. Crockett: «The prefrontal cortex and (uniquely) human cooperation: a comparative perspective», *Neuropsychopharmacology*, vol. 47, n.° 1, págs. 119-133, enero de 2022.

S. Han: «Neurocognitive basis of racial ingroup bias in empathy», *Trends in Cognitive Sciences*, vol. 22, n.° 5, págs. 400-421, mayo de 2018.

L. Christov-Moore *et al.*: «Increasing generosity by disrupting prefrontal cortex», *Social Neuroscience*, vol. 12, n.° 2, págs. 174-181, abril de 2017.

L. Christov-Moore y M. Iacoboni: «Self-other resonance, its control and prosocial inclinations: brain-behavior relationships», *Human Brain Mapping*, vol. 37, n.° 4, págs. 1544-1558, abril de 2016.

G. Rizzolatti y L. Craighero: «The mirror-neuron system», *The Annual Review of Neuroscience*, vol. 27, págs. 169-192, 2004.

N. I. Eisenberger, M. D. Lieberman y K. D. Williams: «Does rejection hurt? An FMRI study of social exclusion», *Science*, vol. 302, n.° 5643, págs. 290-292, octubre de 2003.

Índice